名医讲堂 求医助己 系列

让脑瘫宝宝走起来

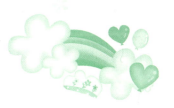

宋为群　纪树荣　主　编

董继革　执行主编

中国科学技术出版社

·北 京·

图书在版编目（CIP）数据

让脑瘫宝宝走起来/宋为群，纪树荣主编. —北京：
中国科学技术出版社，2015.1
（名医讲堂·求医助己系列）
ISBN 978-7-5046-6816-5

Ⅰ.①让… Ⅱ.①宋… ②纪… Ⅲ.①小儿疾病—脑
病—偏瘫—康复 Ⅳ.① R748.09

中国版本图书馆 CIP 数据核字 (2014) 第 312628 号

策划编辑	张 楠
责任编辑	张 楠 杨 丽
责任校对	何士如
责任印制	张建农
装帧设计	中文天地

出　　版	中国科学技术出版社
发　　行	科学普及出版社发行部
地　　址	北京市海淀区中关村南大街16号
邮　　编	100081
发行电话	010-62173865
传　　真	010-62179148
网　　址	http://www.cspbooks.com.cn

开　　本	787mm × 1092mm　1/ 16
字　　数	147千字
印　　张	10.25
版　　次	2015年5月第1版
印　　次	2015年5月第1次印刷
印　　刷	北京长宁印刷有限公司
书　　号	ISBN 978-7-5046-6816-5 / R·1816
定　　价	28.00元

编 委 会

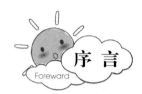

序 言
Foreward

　　脑性瘫痪，俗称脑瘫，是一种儿童期最常见的神经系统伤残疾患，给儿童、家庭、社会在经济、精神、心理上等方面造成了巨大的负担。我国目前有600多万脑瘫患者，其中儿童和青少年占60%以上，每年新增脑瘫病例达4万～6万人。一旦孩子被诊断为脑瘫，父母的内心痛苦而焦灼：如何治疗？如何进行康复训练？如何使孩子生活自理？如何使孩子获得学习和社交能力？

　　从20世纪80年代起，我国开始了小儿脑瘫的预防、康复及临床研究工作。三十余年来，在党和政府的亲切关怀下，经过几代专家学者及广大儿童康复工作者的不懈努力，我国小儿脑瘫康复事业得到了快速的发展，专业队伍不断扩大，专业理论与技能水平也不断提高。近年来，我国陆续出版了一系列小儿脑瘫及康复的著作及科普书籍，对中国小儿脑瘫康复事业的发展起到了重要作用。随着脑瘫康复治疗逐渐受到重视，越来越多的患儿家长渴望了解家庭康复训练方法并掌握康复训练技术，医院及社区儿童康复机构的康复技术人员也期望有一本能指导脑瘫康复治疗的书籍，借此，作者的脑瘫康复治疗团队在十多年的康复治疗实践和教学基础上，参阅近年来国内外相关书籍及文献，历时一年，编写了这本《让脑瘫宝宝走起来》，希望能为我国小儿脑瘫康复事业的发展贡献绵薄之力。

本书内容丰富，图文并茂，实用性强，通俗易懂，详细介绍了小儿脑瘫的常见原因、临床表现、早期诊断、治疗方法、家庭护理、就诊注意事项等内容，重点介绍家庭实用康复训练技术和方法，如运动疗法、作业疗法、言语认知训练等，使脑瘫儿童父母在了解有关脑瘫科学知识的基础上接受专家指导，在家庭中引导和帮助孩子一步步完成康复训练，减轻神经功能障碍，提高日常生活活动能力，使其重返社会。另外，本书也可供小儿脑瘫康复医学工作者、社区康复工作者及康复专业学生学习和参考使用。

本书在编写过程中，得到众多康复工作者、家属及宝宝的大力支持和帮助，在此一并表示感谢！

由于编者水平有限，书中有不妥之处敬请读者批评指正。

王茂斌

2015.1.18

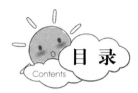

目 录

Contents

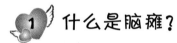 什么是脑瘫?

　　小儿脑瘫,又称小儿脑性瘫痪、小儿大脑性瘫痪,简称脑瘫(CP)。是出生前到出生后大脑发育时期非进行脑损伤和发育缺陷所导致的综合征,主要表现为中枢性运动障碍及姿势异常。病位在脑,累及四肢,表现多样,可伴有智力低下、惊厥、听觉和视觉障碍、行为异常等,是儿童致残的主要疾病之一。其核心要素是发育性、非进行性、永久性。脑瘫不是一种单独的疾病,而是一组由脑损伤而导致的临床综合征。

　　临床显示,男孩发生脑瘫的人数大大高于女孩,双胞胎、三胞胎儿的脑瘫发生率高于单胎儿。我国新生儿脑瘫的发病率在1.6‰～4‰,伴随新生儿急救技术的提高,缺氧性脑病患儿存活率增高,脑瘫的发病率在逐步上升。

 脑瘫的影响及预后怎样?

　　脑瘫患儿受损的脑组织不会随着年龄的增长而变得更糟,但随着年龄的增长,脑瘫对患儿生活的影响会变得更明显,并可发生肌肉挛缩、关节变形或畸形。

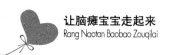

脑瘫对每个患儿的影响是不同的。较轻的患儿可以学会步行，只是稍显不稳。有的孩子可能手的运用有困难，病情严重的可能需要帮助才能学会坐，日常生活难以自理。许多患儿成人后，生活仍需要家人的照料，无法实现社会价值，给家庭和社会带来沉重的负担。

尽管脑瘫没有治愈的方法，但所有脑瘫患儿都可以从早期教育和训练中得到帮助，并有利于他们的发育。

脑瘫的预后，关键在于康复治疗的早晚、脑损害的程度以及是否有并发症。越早进行帮助，改善会越大，这是因为小婴儿脑还没有成熟，容易控制、塑造，要尽可能地促使残存组织发挥代偿作用，争取运动功能正常化，以达到生活学习自理。

早期康复训练可以防止肌肉萎缩、挛缩和关节强直、骨骼畸形。手术矫形后必须配合功能训练、作业疗法才能巩固效果。对合并损害也不能忽视，给予多方面刺激（包括声音、语言、游戏等），对智力会有相应的提高作用。我们已经看到不少脑瘫患者用脚画画、写小说，或者成为奥运会运动员、社会活动家，因此家长们一定不要丧失信心。

一旦确诊为脑瘫，基本上"治愈"的说法是不存在的，但是经过积极的临床治疗和坚持不懈的进行正确康复训练，可以改变脑瘫患儿的人生，极有可能将脑瘫患儿培养得与普通人一样适应社会，甚至成家立业，成为父母的骄傲。

3 脑瘫的常见原因有哪些？

脑瘫的发病原因十分复杂。任何造成胎儿及新生儿脑组织缺血、缺氧、受伤或中毒等损害因素，均可引起不可逆性的脑损害，导致小儿脑瘫。归纳原因有以下几个方面：

（1）产前因素：如先天畸形、遗传缺陷、子宫内感染、先兆流产、母体接触毒性物质、放射线损害、妊娠高血压等。

（2）产时因素：如难产、分娩时胎儿脐带由于下垂及绕颈等原因造成脐带供血中断、新生儿窒息，巨大儿及低体重儿，早产未成熟儿，产伤等。

（3）产后因素：如新生儿黄疸、新生儿颅内血肿、败血症导致休克、吸入性肺炎、肺不张导致脑缺氧等。

综合以上因素，脑瘫的致病原因归纳为：早产、难产、窒息、黄疸。

 如何预防小儿脑瘫？

（1）预防窒息和颅内出血：胎儿宫内窘迫、臀位产、产钳助产、难产、过期妊娠、脐带绕颈等原因可导致新生儿窒息、缺氧，损害脑组织导致脑瘫。由于产伤和新生儿窒息引起脑血管损伤，从而导致新生儿颅内出血，脑出血可严重损害脑组织，威胁生命，引发严重脑瘫。

（2）筛查高风险患儿，尽早发现、治疗脑瘫：怀孕过程中不顺利、出现难产、早产、新生儿窒息等情况者，应密切观察有无异常症状。一旦发现不正常表现，应尽早到医院进行检查，及时治疗。

（3）认真做好新生儿保健：出生1个月内的婴儿生长发育较快，但对外界环境的适应力较差，容易感染各种病毒、细菌而导致脑瘫。新生儿没有防御能力，极易受到外界力量的压迫引起窒息。因此，在护理新生儿时要注意避免意外的发生，防止枕头、被子等物体堵住口鼻，防止身体受压影响呼吸，防止意外跌落。

 脑瘫有哪些常见表现？

太闹人：易激惹、持续哭闹、睡眠不安等。

太安静：对外界不理不睬，过分安静。

太难喂：吸吮困难，吞咽困难或经常呛、噎、吐奶；婴儿的嘴不能很好地闭合，呕吐频繁。

太难带：护理困难，肢体僵硬，翻身如滚木样。

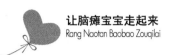

太难看：握拳头、"飞机手"〔宝宝紧张时出现双臂后伸、旋内（前），呈现飞机机翼样的异常姿势〕、"芭蕾脚"（双足下垂）；在学站时，两腿并拢，双脚总是脚尖着地，有的甚至出现交叉，呈剪刀形；肢体运动不协调、不对称，头不能保持正中位置等。

 脑瘫常见的伴随障碍有哪些？

癫痫：约有半数小儿脑瘫患者伴发癫痫。

视觉障碍：约 20% 的脑瘫患儿伴有视物障碍。

语言障碍：由于发声、构音器官的运动障碍和听觉障碍、智力和生长环境等原因导致。

智能、情绪障碍：脑瘫并发智能低下率高，约占 30%，还有多动、情绪不稳，自闭（孤独倾向）的智商测定困难。

听觉障碍：脑瘫患儿的听力影响程度从高音到低音障碍种种不一。

健康和体力的障碍：脑瘫患儿一般身长较正常儿矮，营养亦差，常有呼吸障碍，易患呼吸道感染疾病。

心理行为障碍：固执任性、兴趣波动变化大、善感易怒、注意力涣散、兴奋多动等。

 早期诊断对康复意义影响大吗？

在临床中不止一次发现，病情差不多的脑瘫患儿，年纪较小者（6 岁以下）经过治疗之后的康复效果一定是优于年纪大者的（8 岁以上）。而医学研究也证实，年龄越小，受损脑细胞的可修复性越大。如果错过早期治疗的时机，康复就比较困难了。所以，只要在疾病初期，在异常姿势和运动尚未固定化之前就开始治疗，就有可能变不治之症为可治之症。

对于脑瘫患儿来说，只有早期诊断才能做到早期治疗，世界各国的医学专家都非常重视这个问题。对于具有高危因素的脑瘫危险儿或脑损伤危险儿的早期诊断分为超早期诊断（出生后3个月内做出脑瘫诊断）及早期诊断（出生后6个月或9个月内做出脑瘫诊断），早诊早治对脑瘫患儿来说具有极为重大的意义。

（1）婴幼儿时期的运动系统处于发育阶段，早期发现运动异常，早期加以纠正，更容易取得较好的疗效。

（2）促进正常运动发育，抑制异常运动和姿势，按小儿运动发育规律进行功能训练，循序渐进地促使小儿产生正确运动。

（3）有利于利用各种有效的手段对患儿进行全面、多样化的综合治疗，除针对运动障碍进行治疗外，对合并的语言障碍、智力低下、癫痫、行为异常也需进行干预，培养其日常生活、社会交往及将来从事某种职业的能力。

（4）家庭训练和医生指导相结合。脑瘫的康复是个长期的过程，短期住院治疗不能取得良好的效果，许多治疗需要在家庭里完成，家长和医生密切配合，共同制订训练计划，评估训练效果，在医生指导下纠正不合理的训练方法，尤其是部分轻度脑瘫的患儿，如果早期诊断早期治疗，完全有很大的概率享受正常孩子的生活。

 ## 脑瘫早期诊断的四要素是什么？

脑瘫早期诊断的四要素为：姿势异常、运动障碍、肌张力异常及原始反射消失延迟。

（1）姿势异常：有的患儿静止时即表现明显的异常姿势，有的患儿则在运动时表现出明显的姿势异常。

静止时姿势异常包括：

对称性紧张性颈反射姿势（婴儿仰卧位呈头部前屈时，上肢屈曲、下肢伸展；后仰时则上肢伸展、下肢屈曲。6个月后仍存在则为异常）。

非对称性紧张性颈反射（婴儿仰卧位旋转头部时，颜面侧上、下肢伸肌张力增高成伸展位，后头侧屈肌张力增强，上、下肢屈曲，3个月后仍存在为异常）。

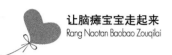
角弓反张姿势（背肌的强直性痉挛，收缩过度，使头和下肢后弯而躯干向前成弓形的状态，俗称"打挺"）。

偏瘫姿势（一侧肢体运动，而另一侧肢体的废用，左右肢体有明显的不对称）。

运动时姿势异常包括：

舞蹈样手足徐动姿势（不自主的动作，其运动常以舞蹈的形式或扭动的形式，不间断地出现。运动外观显的持续而松散，幅度大而无法控制）。

共济失调步态（呈醉汉步态，常不能保持一个固定的姿势，当站立时为维持站立姿势，必须不停地进行调节）。

其他表现如：2个月以后的婴儿仍有手紧握拳现象，患儿上肢内旋位表现为双上肢向内旋转样，大拇指经常在后侧，两胳膊紧贴躯干，双下肢呈硬性伸展、交叉，尖足。有的患儿安静时无明显的姿势异常，当检查者突然扶患儿腋下，使其足底着床时，可见患儿下肢内收、交叉，表现为两腿交叉，大腿夹得很紧，小腿移位交叉，同时双上肢内收、内旋。超过6个月的患儿仍不能呈现正常的坐位姿势，而表现出特殊的异常坐位姿势，如前倾坐位、后倾坐位等。

（2）运动功能障碍：表现为运动发育落后，主动运动减少，判断粗大运动和精细运动是否落后的指标很多，每个动作在不同年龄表现不一样。（见附录）

（3）肌张力异常：肌张力是安静状态下肌肉的紧张度。表现为肌张力增高、降低或动摇性，可通过被动地屈曲、伸直、旋转肢体了解其肌张力，摇晃患儿手足时手足甩动范围大肌张力低，范围小张力高。

（4）反射异常：原始反射延缓消失（如拥抱反射、交叉伸展发射、不对称颈紧张反射、握持反射），保护性反射减弱或延缓出现（如保护性伸展发射、背屈反射）。

 9 脑瘫早期诊断的四个线索是什么？

脑瘫早期诊断的四个线索包括：护理喂养困难，过分安静或极易激惹，智能发育落后，3个月以内出现反复惊厥或婴儿痉挛症表现且补钙治疗无效。

 脑瘫发生的三个高危因素是什么？

　　脑瘫发生的三个高危因素包括家族因素、母体因素和新生儿因素。如果家族有遗传性疾病、神经系统疾病、近亲婚配史；母亲高龄，多胎妊娠，有吸烟、饮酒、吸毒、接触放射性物质、流产、孕期感染等病史；新生儿有窒息、误吸、产伤、颅内出血、感染、核黄疸等病史，都可能引起小儿脑瘫，应格外警惕。

 脑瘫的常见分型有哪些？

　　（1）痉挛型：是脑性瘫痪中最常见的一种类型，约占60%。其特点是肌肉僵硬和紧张。根据患病部位可分为：痉挛型双瘫，此类型最为多见；痉挛型四肢瘫，此类型较为严重；痉挛型偏瘫，此类型上肢较下肢严重。

　　痉挛型双瘫特点：下肢的运动障碍较上肢严重。尖足，屈膝，或膝反张，剪刀步等。此类患儿若坚持系统治疗，能够生活自理、上学、工作，回归社会。

　　痉挛性四肢瘫是痉挛型脑瘫中最为严重的类型，此类型特点除具有痉挛型双瘫特点外，还具有伸肌和屈肌的双向抵抗，双上肢也有较大的痉挛，此类患儿往往伴随智力障碍或癫痫，预后相对较差。

　　痉挛型偏瘫的患儿有明显的姿势与运动的非对称性。此类型的最大特点是左右侧肢体的明显差异。但此类患儿运动能力比其他类型患儿高，智力水平也较高，多提醒患儿对患侧肢体的应用与训练，可以起到不错的治疗效果。

　　（2）不随意运动型：此类患儿多是由于核黄疸延误治疗而造成。最大特点是运动的非对称性，肌张力不稳定，缺乏姿势的保持能力和控制力，尤其是头部及躯干的控制能力差，难以保持任何姿势尤其是中线位姿势的保持，可以产

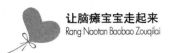
生各种不随意运动模式，运动变化多，无秩序，不能控制，应注意保护。语言摄食障碍及手—口—眼协调障碍明显，预后较差。

（3）共济失调型：多因小脑损伤造成，发病率低。一般精神运动发育迟缓，独立步行时间较晚，表现为肌张力低下，平衡障碍，步行时两足分开，步态蹒跚不稳似醉酒步态，伴有意向性震颤（在有目的运动中或将要达到目标时震颤最为明显）和眼球震颤（一种不自主、有节律性、往返摆动的眼球运动），目测距离能力差，语言发育迟缓，断续性语言，智力发育迟滞，预后较差。

（4）肌张力低下型：缺乏抗重力的能力并造成自主性能力低下为其特点。该型患儿几乎没有维持姿势能力，在无外界因素刺激下，处于完全瘫软状态——青蛙姿势。一旦受到外界刺激，患儿肌张力就会迅速升高。另有喂养、吞咽困难，易患呼吸道感染、双上肢成"W"状，各关节伸展度、摆动度增高。

（5）强直型：痉挛型中一组四肢呈僵硬状态的患者。肌张力增强呈持续性。被动运动时屈曲或伸展均有抵抗，呈铅管样（均匀的阻力），齿轮样（均匀的阻力上出现断续的停顿，如齿轮在转动一样），抵抗在缓慢运动中最大，预后差。

（6）混合型：具有两种或两种以上病型的特点。

第二章
脑瘫的治疗和康复训练

 什么情况下应到医院就诊？

　　家长一旦发现宝宝和别的孩子有差别的时候，就应该提高警惕，尤其是存在脑瘫高危因素（第7页），宝宝出现异常表现，就必须第一时间去儿科检查，进行宝宝生长发育情况等方面的评定。

　　随着高龄产妇、辐射污染等多种因素的增多，患儿脑瘫发病率逐年上升。研究显示，少于37周的早产儿，体重不足1500克的新生儿，患脑瘫的几率是正常孩子的27倍。

　　一般来说，宝宝2个月能竖头、4个月会翻身、6个月会坐、8个月会爬、12个月会走，这是最基本的发育规律。如果发现孩子到了每个阶段时，不能很好地完成这些动作，如3个月还不能抬头，4个月还不能翻身，8个月还不会坐；或出现表1中情形，就要警惕是否有脑瘫的可能。

　　1岁以内是脑瘫治疗的"黄金时间"，如果家长发现孩子有异常情况，应尽早到正规医院就诊，及早诊断，及早治疗，从而最大限度地减轻脑功能损伤。

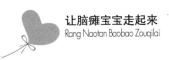
表1

出现以下异常，警惕脑瘫可能：
● 小儿出生不久常少哭、少动、哭声低弱，过分安静。或多哭、易激惹、易惊吓
● 出生后喂哺困难，如吸吮无力、吞咽困难、口腔闭合不佳
● 3个月还不能抬头；5个月还不能翻身；8个月还不会坐
● 与父母没有交流
● 撒尿时把不开，站时以足尖着地或双腿屈曲不能负重，或两下肢过于挺直、交叉等
● 双手常握拳；不能将手伸入口中吸吮
● 运动时手脚不协调，偏侧运动较多
● 常出现肌张力异常、姿势和动作模式异常，并合并有脑瘫高危因素

 脑瘫患儿应该到什么医院、什么科就诊？

　　脑瘫是一组综合征，涉及的问题有神经发育水平、痉挛和肢体畸形等。肢体畸形包括脊柱畸形、上肢及手畸形、髋关节畸形、膝关节畸形、足部畸形等，痉挛和关节畸形间相互影响，肢体功能与上述的畸形和痉挛都有关系。那么，脑瘫患儿应该到什么医院、什么科就诊呢？

　　建议应先去小儿神经内科或脑瘫儿童康复科就医，确诊是否为脑瘫。如果确诊为脑瘫，就要到儿童康复科或脑瘫康复中心接受康复评定，指导康复训练。当某些因素影响了康复训练取得进步时，如关节挛缩严重、骨关节变形等应该与神经外科医师或矫形科医师沟通，看看能否通过外科手术的办法加以解决。能够进行外科手术的科室有神经外科、矫形骨科。由于脑瘫是一个系统工程，手术需要分期、组合式治疗，而一般的神经外科和骨科仅仅对脑瘫的某种畸形进行单一处理，难以取得很好效果。鉴于脑瘫病情的复杂性，同一患儿在不同时期很可能需要采取不同的手术方式，而且无论神经外科手术还是软组织手术，手术本身并不难，难的是时机的把握，需要手术和康复人员齐全的专业队伍。因此，我们建议，需要接受手术治疗的脑瘫患儿最好到专门的脑瘫外科就诊，以便对脑瘫患儿的运动功能和发育状况做出准确的、综合的评估，找出现存和可能出现的问题，制订个性化的手术治疗方案，同时提供相应的康复训练计划，保证手术取得良好效果。

3 脑瘫有哪些治疗方法？

脑瘫是一种发病率极高的疾病，因为引起这种疾病的病因比较复杂，并且发病群体多集中在婴幼儿，所以治疗起来有一定的难度。随着现代医学水平的不断提高，脑瘫的治疗在一定程度上已经取得了很大的成绩。

目前，脑瘫康复采用综合治疗方法效果最好，包括药物治疗、手术治疗、家庭治疗、康复治疗等多学科治疗方法。

（1）药物治疗：一般早期进行营养神经的药物治疗。

（2）手术治疗：手术治疗如：神经手术、肌腱手术、骨性手术、脑外科手术治疗，根据患儿情况选择手术方案，术后肢体功能的协调性、整体性、灵活性大大增强。

（3）康复训练：在康复评定之后进行康复治疗，控制患儿的异常姿势，建立正确的运动模式，预防肌肉萎缩、关节僵硬，提高日常生活能力及言语表达能力等。本书主要介绍简单、易行、有效的家庭康复训练方法，供家属参考。

（4）家庭治疗：家长根据治疗师及资料等的指导，进行日常生活姿势的纠正，帮助患儿建立正确的运动模式，使其融入家庭，融入社会，提高患儿的心理素质，努力培养成为可以自立的人。

（5）中医治疗：通过针灸、中药、按摩等传统医学的治疗，达到通经活络，提高患儿的精神发育、身体发育和肢体功能。

选择正确的方法，对症下药，综合治疗，是治疗脑瘫的关键。希望这些在家长选择治疗脑瘫方法的过程中有所帮助。

4 为什么要早期进行康复训练？

脑瘫患儿受损的脑组织虽然不会随着时间的变迁而发展得更为严重，但

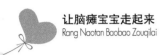

随着患儿年龄的增大，脑瘫这种病症对患儿正常的学习、生活带来的负面影响会变得更为明显，如患儿可出现肌肉挛缩，关节变形或畸形，肢体功能严重受损，失去正常的运动能力，生活无法自理等。脑瘫患儿如果能在早期开展各类治疗（包括康复训练、外科手术、矫形治疗等），大部分人可以重新获得生活自理和运动能力，而且康复训练开始得越早，效果也越好。所以，确诊为小儿脑瘫之后要及早进行康复训练，这对他们日后的生活有很大的帮助。

脑瘫预后的关键在于为患儿进行治疗的时间早晚、脑损害的程度以及是否有并发症。脑瘫患儿的脑损害程度是否能及早诊断及积极治疗，对于其预后有很大的关系。故小儿出生6个月内做出诊断并积极治疗者，预后较好。年龄越小，治疗效果越理想，特别是在3岁以内，如果抓住时机治疗，会取得满意的效果。只要父母有信心、有决心、有耐心，持之以恒，绝大多数宝宝会回归学校，走向社会，独立生活。

5 康复训练的方法有哪些？

脑瘫患儿除运动功能障碍外，智力亦多低于正常水平，且伴有社会适应行为缺陷，但随着年龄的增长和脑的发育，运动功能和智力会有一定程度的提高。本着"用进废退"的生理原则，对患儿进行早期干预，并运用系统和有组织的教育和训练，能起到补偿矫治的作用，是重要康复途径之一。家庭中进行训练和教育也能取得较好的效果，主要康复训练方法有运动疗法训练、作业疗法、言语训练、认知训练、音乐疗法、器械及支具训练等。不同病情程度的脑瘫患儿，其学习能力与需要具有极大的个体差异，因此康复训练计划也因人而异。

6 家长怎样接受现实，走出低谷？

脑瘫是小儿运动疾病的主要类型，严重影响小儿身心发育，给社会和家庭增加了负担。一旦孩子被确诊为脑瘫，首先受到打击的是家长。确诊初期，家长难以接受这个事实，对家庭有一种负罪感，尤其是妈妈，承受非常大的压力，对宝宝有一种失望和可怜的矛盾心理；更有一些家长不承认自己的宝宝患有脑瘫。心理上的否认期会妨碍宝宝的治疗，甚至失去最佳的治疗时期，造成更不幸的后果。脑瘫患儿由于肢体活动不便、社会活动受限，更依赖妈妈，较正常宝宝需要更多的爱抚，父母因义不容辞地承担起责任和义务，在生活上给予无微不至的关心和照顾。更重要的是，家长要有正常的心态，要克服自身的心理障碍，才可能避免和减少宝宝的心理疾病。家长必须认识到此病并非全是不治之症，脑瘫是先天和后天损害的残留现象，病情不再进行发展，故经过较长时间的治疗和训练后多能不同程度地恢复，轻症可以基本治愈。如果延误治疗时机或治疗不当，会对孩子今后身体、精神、学习、工作、婚姻及社会经济地位造成一定影响。因此，一旦发现孩子出现脑性瘫痪的症状，千万不要气馁，要勇敢地面对现实，采取积极的态度。并且随着对脑瘫研究的深入，相信在脑瘫的治疗及提高脑瘫患者的生存质量方面会有新的进展，家长应充满信心。

 ## 7 为什么说宝宝的恢复程度与家长的态度分不开？

　　脑瘫的早期诊断、早期治疗对宝宝的预后有着极其重要的意义。孩子出现脑瘫症状时，家长能否敏锐地察觉，并正视现实，及时采取积极的治疗态度，对预后有着重要的意义。许多脑瘫宝宝的智力受损，对父母的依赖尤其严重，家长必须对脑瘫宝宝进行早期教育，挖掘其潜能，启迪其心志，要给他们合理的智力刺激和运动量，并特别注意培养其自信心。在运动训练过程中，按照婴幼儿正常发育规律进行训练，制订出切合实际的康复训练计划，循序渐进。

　　脑瘫康复治疗是个长期的过程，许多训练动作常需在一对一、甚至二对一的情况下才能完成。仅靠康复医院的每日1～2小时的训练不可能解决全部问题，并且许多家庭也承受不了长期的康复费用。因此，应该将治疗的基本原则

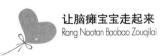

贯穿于日常家庭生活中，家长成为宝宝康复训练的主体人员。家庭是患儿最熟悉的环境，家长是患儿的第一位老师，父母给宝宝做训练，不仅可以一对一地个别化训练，而且不受时间和空间的限制，又最容易消除宝宝的心理障碍，使宝宝积极配合，从而取得较好的训练效果。因此，家长掌握基本的训练方法和原则，保证宝宝在家庭中得到合理的治疗非常重要。脑瘫的护理，同样是一个长期而艰巨的过程，宝宝不可能长期住院治疗，因而家长要学会护理及基本的训练手法，长此以往，才能达到很好的效果。本书就是家长入门学习康复知识的好助手，可以让家长学会正确的康复手法，减轻康复的费用负担。

家庭康复训练中常用的器械有哪些？

家庭康复训练常用的器械见图 2.1。认知拼装图片、认知拼装积木、摔球训练器、认知玩具、拼装地图、仿真水果、家庭日用品等可随机使用。

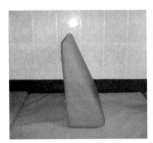
楔形垫

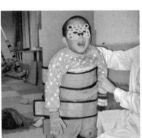
竖直站立架

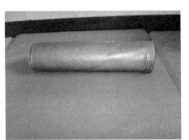
滚筒

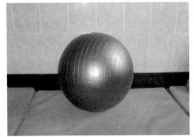
充气治疗球

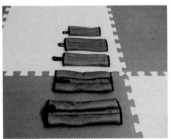
沙袋

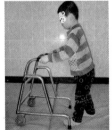
步行器

图 2.1　家庭康复训练常用器械

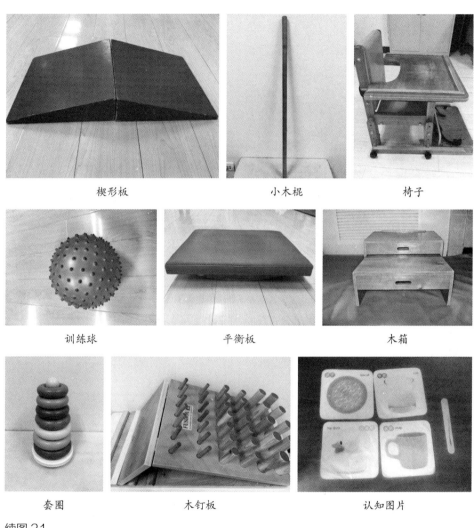

楔形板　　　　　　小木棍　　　　　　椅子

训练球　　　　　　平衡板　　　　　　木箱

套圈　　　　　　木钉板　　　　　　认知图片

续图 2.1

 # 如何选择矫形支具？

脑瘫宝宝常用的矫形支具包括踝足矫形器、足矫形器、膝踝足矫形器（图 2.2）、腕手保护性矫形器、腕手功能代偿性矫形器、肘矫形器、脊柱矫形器。

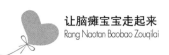
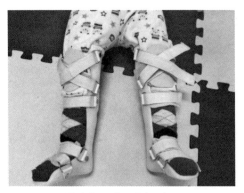

图 2.2　膝踝足矫形器

矫形支具起到稳定和支持关节的作用，还能对肢体进行固定和保护，预防、矫正畸形，平衡肢体的长度，减少肌肉反射性的痉挛，提高宝宝的日常生活能力。根据患儿的情况、目的以及医生的建议，一般尽早选择合适的矫形支具。

矫形支具的选择一般根据康复医生及康复治疗师的判断，由康复医生开出适合患儿的矫形支具处方，由矫形技师量身定做。痉挛型患儿大多需要制作踝足矫形器，为了提高步行质量，可以制作下肢各关节矫形器，用以固定和支撑关节稳定。上肢功能障碍的患儿多数需要制作分指板腕手保护性矫形器，而不随意运动型患儿矫形器较少，所选择的也仅仅是固定个别关节而起不到控制全身的作用。腰背肌无力的患儿可以选择胸托等。

除了休息及进行康复锻炼以外，一般都主张佩戴，每日不要少于 10 个小时。佩戴过程中注意检查佩戴部位皮肤有无压伤、过敏等，出汗摩擦多的部位，用毛巾衬垫保护。进行功能锻炼时一定要取下支具，以免宝宝过度依赖支具，导致肌肉萎缩。

第三章
运动疗法

 ## 1 什么是运动疗法？

运动疗法是小儿脑瘫常用的行之有效的康复训练方法，主要采用以下两大类技巧：根据生物力学和运动学的原理，促进肌肉、关节活动和改善肌张力；根据神经心理学原理和神经发育规律，采用促进运动和强化运动的治疗方法，提高患儿的主动运动能力和肢体控制能力。一般来说对脑瘫患儿进行康复训练，最主要的就是进行运动疗法训练，通过正确的持之以恒的运动疗法，可以使患者的肢体功能大大提高，甚至可以使患儿摆脱床和轮椅，独立行走等。

 ## 2 宝宝的脑袋总是抬不起来怎么办？

根据小儿运动发育规律，抬头和头控能力是婴儿发育的基础。如果婴儿连头部都不能控制好，就很难完成其他动作。脑瘫患儿常表现为头不稳定，过度后倾或抬不起来，故头部控制训练是进行患儿肢体功能锻炼的第一步。

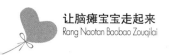
仰卧位眼球追视训练

方法：进行眼球的追视训练时，宝宝取仰卧位，家长用色彩鲜艳且能发出声音的玩具或者宝宝感兴趣的食物在距离宝宝眼睛30厘米的水平位置缓慢地左右移动至最大范围，观察其眼球是否跟随玩具而左右运动（图3.1）；同样的位置将玩具上下移动可观察宝宝的上下追视运动（图3.2），进行训练时移动的速度要缓慢均匀。

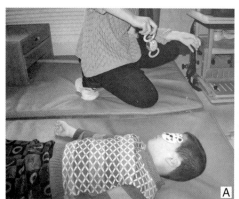
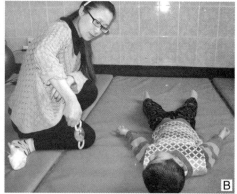

图3.1　仰卧位向左右侧追视训练

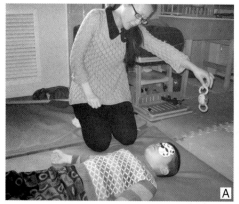
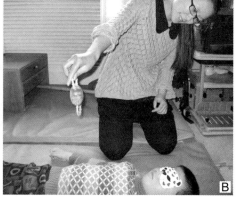

图3.2　仰卧位向上下方向追视训练

仰卧位头部旋转训练

方法：仰卧位时利用玩具或者食物诱惑宝宝头部上下左右的旋转活动。也可以利用奶嘴触及小儿口角，使其跟随感觉而转头（图3.3）。应当注意患儿头部的枕侧和侧方的扁平及变形会影响仰卧位头部的旋转，故应在光滑的软皮垫上训练，适当给予患儿辅助转头。

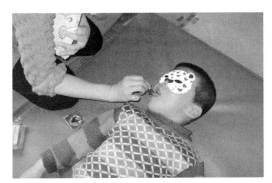

图 3.3　仰卧位头部旋转训练

仰卧位抱球姿势训练

方法：家长坐位，让宝宝膝盖屈曲坐于家长的腿上，双手抱住小腿，背后部放一个垫子，给予言语或玩具刺激，让宝宝头部控制在中间位（面向正前方），左、右移动（图3.4）。

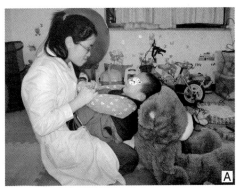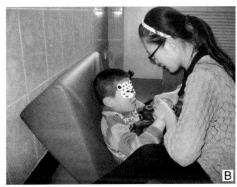

图 3.4　仰卧位抱球姿势训练

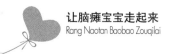

俯卧位抬头训练

方法 1：宝宝俯卧位，家长位于其前方，一手扶住后脑勺，一手托住下颌，将宝宝头抬起（图 3.5A）。

方法 2：家长后背放一个有弧度的垫子（楔形垫最好），让宝宝趴在家长身上，用言语或者玩具鼓励宝宝抬头，左右移动（图 3.5B）。

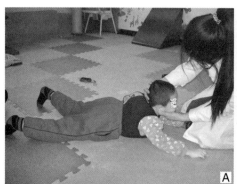
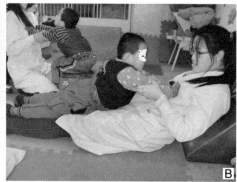

图 3.5　俯卧位抬头训练

方法 3：家长两下肢伸展坐于床上，宝宝俯卧于其双腿上。通过家长抬起自己下肢的操作，使宝宝身体重心随之向头、臀方向移动，当向头移动时使宝宝上肢支撑自己的体重。这一操作可促进宝宝抬头，并维持头与躯干成直线位置（图 3.6）。

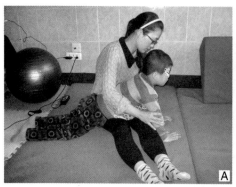
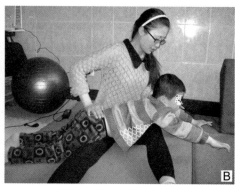

图 3.6　膝上俯卧位抬头训练

膝上坐位训练

方法：让宝宝骑跨地坐于家长屈曲的双腿上，将两手支撑在家长的膝上。家长两手支撑宝宝的两肩。家长伸直自己双腿使宝宝身体随之前倾，然后再抬起自己的双下肢，使宝宝头部伸展（图 3.7）。注意在宝宝身体前倾时会出现躯干前弯，一定要使宝宝两下肢分开。

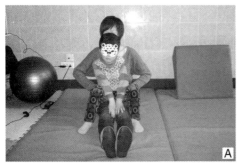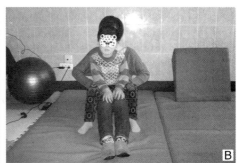

图 3.7 膝上坐位训练

下肢上俯卧位训练

方法：家长坐于椅上，单足着地，另一侧下肢屈曲放于着地的下肢膝上，或如图 3.8 在地垫上进行。让宝宝俯卧于家长腿上，家长一只手从小儿两腿间插入，向上托住其胸部。在宝宝头的稍上方用一玩具逗引，诱发宝宝抬头（图 3.8A），宝宝也可取侧卧位（图 3.8B）。

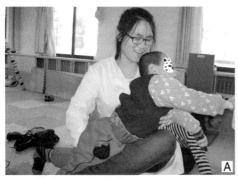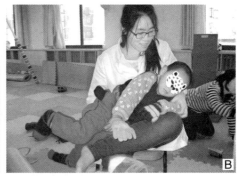

图 3.8 家长腿上俯卧位诱发抬头

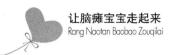
肘支撑抬头训练

方法：做训练时家长应在宝宝后侧，家长双腿分开跪坐在宝宝两侧，利用自身力量防止宝宝臀部上抬，让宝宝借助肩部和肘部肌肉力量，完成肘或手的支撑动作。为了诱发宝宝头部上抬及旋转，可以在距宝宝头部 30 厘米处放置宝宝感兴趣的玩具或食物（图 3.9A）。如果宝宝下肢肌肉明显发硬，双下肢蜷缩起来时应减轻对宝宝臀部的压迫，以免引起宝宝哭闹及肌肉拉伤。当宝宝抬头困难时，家长可以双手帮助宝宝头部上抬并且保持头的垂直位（图 3.9B）。

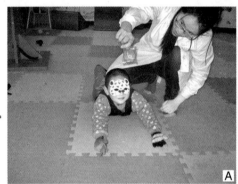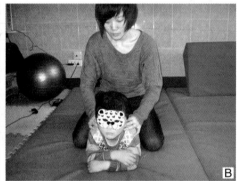

图 3.9　肘支撑抬头训练

手支撑抬头训练

方法：在训练时家长跪在宝宝的后侧，宝宝俯卧、双腿屈曲。家长用双腿夹住宝宝臀部两侧，双手握住宝宝两侧胳膊肘，使宝宝整个胳膊伸直。在保持宝宝胳膊伸直的同时，家长可以诱导宝宝适当前移身体（重心），尽可能地使宝宝上肢与地面垂直。整个训练过程中要注意提醒宝宝抬头（图 3.10）。

滚筒上抬头训练

方法：宝宝骑跨坐于滚筒上，将滚筒前方一端垫高使宝宝头部伸展，家长坐于其后方，用自己的手握持宝宝两上肢，将其同时上举，期间家长要用自己

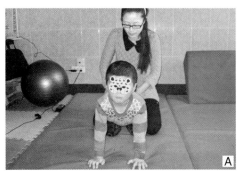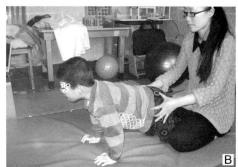

图 3.10　手支撑抬头训练

的腹部顶住宝宝背部，使其后背伸展（图 3.11）。或者宝宝骑跨坐于家长膝上，通过家长抬高自己的下肢使宝宝头部伸展，进行同样的操作（图 3.12）。

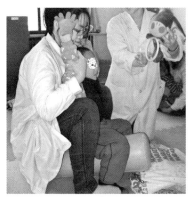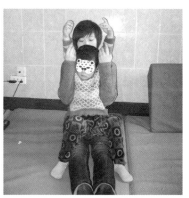

图 3.11　滚筒上抬头训练　　　　图 3.12　膝上坐位抬头训练

楔形垫上抬头训练

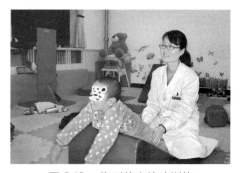

方法：宝宝俯卧位，让宝宝俯卧于楔形垫上，整个胳膊与肩膀部露出垫外，家长轻轻按压宝宝的肩背部（肩胛骨），提醒宝宝抬头，看正前方，维持 3 分钟，反复抬头。也可以用玩具引导宝宝头部左右、上下、转头运动（图 3.13）。

图 3.13　楔形垫上抬头训练

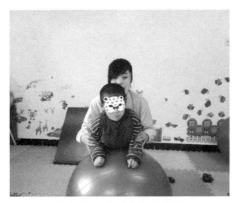

图 3.14　大球上抬头训练

大球上抬头训练

方法：宝宝俯卧位，趴在大球上，家长扶持宝宝双肩部将球向前方滚动，宝宝身体随之向前方移动，可促进宝宝头部抬起运动，或者前面给予玩具、食物引导（图 3.14）。注意此动作家长要固定住宝宝的双肩部，而不是将宝宝从肩部拉起。

球前侧坐位训练

方法：宝宝于球前侧坐位，双上肢伸展。家长坐于其后扶持宝宝的双肩，使之有节律地推动球。同时在宝宝的头上方放一玩具，诱发宝宝抬头，如果宝宝不能抬头，家长可在扶持宝宝双肩的同时用手从后方向前方推其背部，这样可促通头的竖直，扶肩的双手用力大小以能协助宝宝向前推球为宜（图 3.15）。

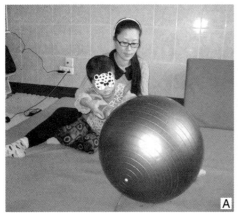
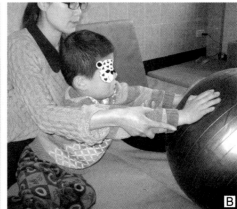

图 3.15　球前侧坐位抬头训练

球上坐位训练

方法：让宝宝坐于球上，家长在其后，对于坐位不稳定者可扶持其腰部，坐位较稳定者可支撑其骨盆、肩等部位。将球向前滚动，宝宝随着球向前而出现身体后倾，促通头的伸展（图3.16）。

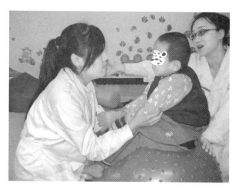

图 3.16　球上坐位抬头训练

仰卧位颈部肌肉训练

方法：家长跪坐在宝宝双下肢处，在使其脊柱伸展以后，抬起骨盆（图3.17），家长用大腿部支撑宝宝的骨盆。宝宝的骨盆抬得越高，在上部躯干和肩部体重负荷越多，就越能促通颈部肌肉的伸展、拉长。

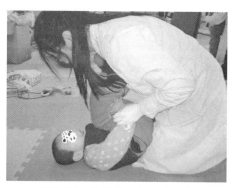

图 3.17　仰卧位颈部肌肉训练

侧卧位颈部肌肉训练

方法：让宝宝侧卧，头部枕于楔形垫上，家长一手固定骨盆，另一手固定肩部，将宝宝骨盆抬高放于家长双腿上。家长将腿抬离床面，使宝宝骨盆抬高至肩背水平，宝宝肩抵于楔形垫上使体重负荷于肩部，这样可以通过对肩部较强的感觉反馈，强化侧卧位上颈部肌肉的伸展及姿势的直线化（图3.18）。

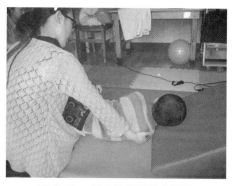

图 3.18　侧卧位颈部肌肉训练

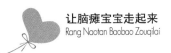
3 宝宝的头总往后仰怎么办？

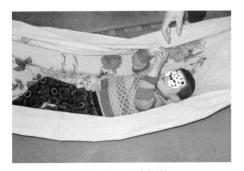

图 3.19　吊床训练

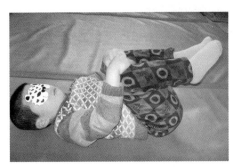

图 3.20　手抓足或膝训练

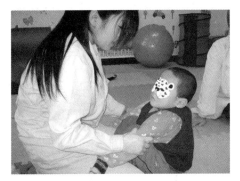

图 3.21　仰卧位抱球姿势训练

吊床训练

方法：将宝宝放入吊床中，或者两人分别抓住大毛巾被两端，使宝宝在其中形成头部与臀部高位的屈曲体位，然后两人左右摇晃毛巾被或吊床（图 3.19）。

手抓足或膝训练

方法：宝宝仰卧位，训练宝宝用手抓足或膝玩耍，可促通头部屈曲的发育（图 3.20）。

仰卧位抱球姿势训练

方法：家长背靠在墙上，宝宝仰卧位屈曲双腿，家长用双腿夹住宝宝的骨盆及双下肢，双手握住宝宝两肩，让宝宝双手交叉抱肩，然后再诱导宝宝头部上抬，紧接着让宝宝慢慢坐起至 45°，在这一位置停留 10 秒，再躺下。反复进行 10 分钟（图 3.21）。对双侧肩部周围肌群张力低下的宝宝，注意做这一动作时不要牵拉宝宝的双手，以免引起肩部脱位。

拉起训练

方法: 家长背靠楔形垫,双腿屈曲。较小的宝宝可以斜躺在家长腿上,头放在家长膝部,家长用双手将宝宝双手拉起时,保持双肘伸直,使头、躯干抬离楔形垫或家长的膝部,使宝宝坐起,促使抬头立直,锻炼颈部;也可以让宝宝再仰头贴膝,再反复拉起。对于比较大的宝宝多仰卧在楔形垫上进行拉起训练,下肢屈曲(部分宝宝下肢经常屈曲而伸直困难,可让宝宝采取双下肢伸直,并且分开的体位),家长扶住宝宝肩部或者手,鼓励宝宝抬头坐起来(图3.22)。

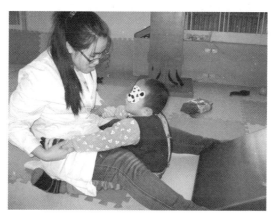

图 3.22 楔形垫上拉起训练

坐位抱球姿势

方法: 宝宝喜欢打挺,家长可以多给孩子进行坐位抱球姿势训练,使肩部(肩背部)前突,低头(图3.23),使宝宝全身成为屈曲模式。如果宝宝的双足下垂,可以让宝宝蹲在一个楔形垫上面。如果宝宝脚趾头往里面屈,可以在脚趾下面垫上一本书,使患儿脚趾伸展。

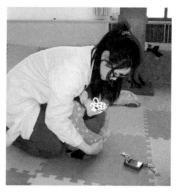

图 3.23 坐位抱球姿势

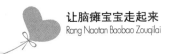
滚筒上坐位训练

在滚筒后方垫上一楔形垫，使滚筒后高前低，家长与宝宝前后坐于滚筒上，抓住宝宝两上肢使其前伸，可使头部前屈（图3.24）。

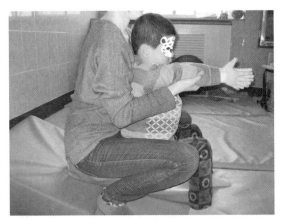

图 3.24　滚筒上坐位头控前屈

怎样锻炼宝宝的头部灵活性？

当宝宝坐位头部控制能力明显提高、可以维持一个姿势达到 10 分钟时，就可以进行下一步训练，锻炼宝宝头部的灵活性。

坐位头部旋转训练

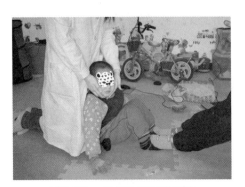

图 3.25　坐位头部旋转训练

方法：宝宝坐于地板上，家长跪在宝宝后面，双手托住宝宝的下颌，使宝宝的头部向左或右侧转动（图 3.25）。

仰卧位头部旋转训练

方法：宝宝仰卧，髋、膝关节屈曲，两手放于自己胸前。家长跪坐于宝宝下肢处，抓住宝宝的手和脚，有节奏地左右摇晃宝宝的身体。当头部的固定回旋缓解后，在原有的屈曲体位上，将身体向一侧转动使宝宝成侧卧位，在该体位上停留数分钟，出现的反应是头伴随躯干的左右旋转进行左、右转动（图3.26）。

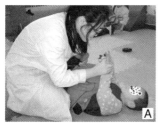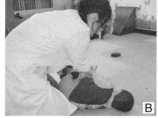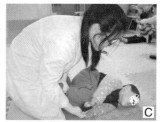

图3.26　仰卧位头部旋转训练

球上俯卧位头部旋转训练

方法：让宝宝仰卧于大球上充分地放松，屈曲其一侧下肢使身体转动，如果屈曲左下肢则形成了如图3.27所示的呈右侧用肘支撑，左侧用手支撑，右下肢伸展的侧卧位体位，这时家长诱导宝宝头向屈曲下肢侧转动。

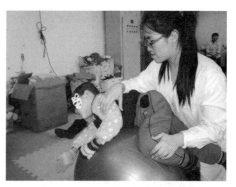

图3.27　球上俯卧位头部旋转训练

膝上骑跨坐位训练

方法：家长膝部略屈曲坐于地板上，让宝宝骑跨于其大腿上。首先促通宝宝抬起头，然后家长将一侧下肢伸直，使宝宝一侧臀部下降，用下降侧臀部负重，同时使宝宝躯干向另一侧回旋，可促通头部与躯干的回旋。应左、右两侧交替进行（图3.28）。

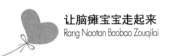
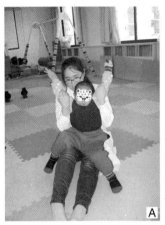
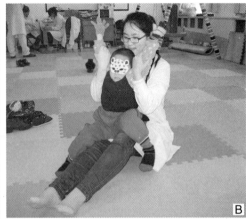

图 3.28　膝上骑跨坐位训练

床上坐位转头训练

方法：宝宝与家长前后取床上伸腿坐位，举起宝宝的两上肢，向右侧旋转其身体，使宝宝转换成为右侧坐位，同时出现头部的回旋。两侧交替进行操作（图 3.29）。

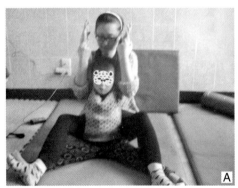
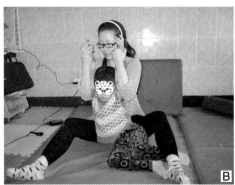

图 3.29　床上坐位转头训练

下肢上俯卧位头回旋训练

方法：宝宝俯卧于家长伸直的双下肢上，屈曲宝宝的一侧下肢，如果是左下肢，则使右手支撑，左侧上肢在上方放于体侧（图3.30）。家长让宝宝从左侧旋转头部与躯干，与之交流。

滚筒上骑跨坐位头部旋转训练

方法：宝宝与家长一前一后骑跨坐于滚筒上，首先使宝宝上举双上肢，然后家长用臀部的力量转动滚筒，使宝宝的重心向侧方移动，使躯干回旋，头也随之回旋（图3.31）。

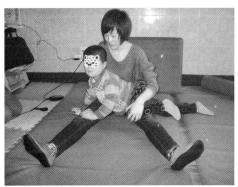 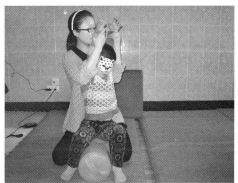

图3.30　下肢上俯卧位头回旋训练　　　图3.31　滚筒上骑坐位头部回旋训练

 # 怎样控制宝宝的躯干前屈？

宝宝的头部活动的灵活性明显进步，日常生活中可以维持头部中立位，或者在家长的提醒下可以及时纠正头部姿势的时候，就开始进行躯干控制的训练，只有头部控制和躯干控制能力得到锻炼，才能实现翻身等更复杂的运动。

抱球动作训练

方法：不随意运动型宝宝呈现明显的全身性伸展模式，表现为全身挺直，不易屈曲，对于这类宝宝为了达到减轻全身过度紧张的目的，可以采取强制地

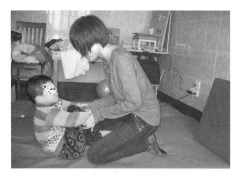

图 3.32　抱球动作训练

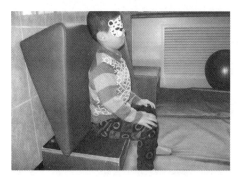

图 3.33　椅子角度调整训练

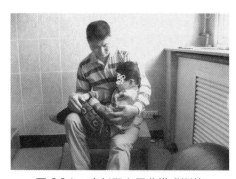

图 3.34　家长腿上屈曲模式训练

使躯干屈曲的操作，将这种操作称为"抱球姿势"（图 3.32），经常应用于紧张型不随意运动型宝宝的治疗中。

椅子角度调整训练

方法：年长的不随意运动型宝宝坐于椅子或轮椅上时，因为经常处于伸展模式使坐位不稳定，非常容易因骨盆和躯干后倾而从椅子上滑下来。对于这种情况，可以在宝宝头部和背部设置靠背，并通过靠背一定的角度使其躯干前屈（图 3.33），用以抑制伸展模式，避免过伸展模式的增强，确保坐位的稳定。

家长腿上屈曲模式训练

方法：家长坐于床上或椅子上，一侧下肢伸展，另一侧下肢膝关节屈曲。宝宝臀部坐于家长伸展侧的下肢上，将两下肢放于家长屈曲侧的下肢上，宝宝呈两膝屈曲位（图 3.34）。这种臀低、下肢高的体位可以抑制角弓反张（指项背高度强直，使身体仰曲如弓状）。

球上躯干前屈训练

方法：对于伸展模式占优势的低龄宝宝，可以使其在球上坐位，家长在其前方用两手同时握持宝宝两手和两足，使宝宝呈躯干前屈的姿势，可通过向后方滚动球的操作加强并维持屈曲模式（图3.35）。

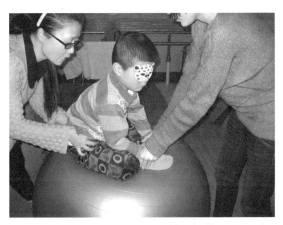

图3.35 球上躯干前屈训练

坐位前屈训练

方法：家长在其前方坐位，让宝宝将双上肢伸展放于家长两肩上，使躯干前屈，可抑制伸展模式，同时促通下肢负荷体重（图3.36A）。家长在其后方用两手扶持其两侧骨盆，使之保持对称姿势，用大腿和腹部使宝宝身体前屈，用上半身压住宝宝前屈的身体，抑制其过伸展（图3.36B）。宝宝坐于凳子上，家长在宝宝的前方双膝跪位，用两手扶持宝宝两侧骨盆，并用腹部使宝宝头部和躯干前屈，彻底抑制宝宝颈部、躯干部的过度伸展和非对称性，让宝宝在这种体位上体验并学习用两手和两足负荷体重，并将身体重心前移的方法（图3.36C）。

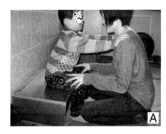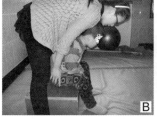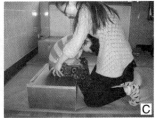

图3.36 坐位前屈训练

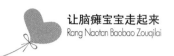
6 怎样控制宝宝的躯干后屈？

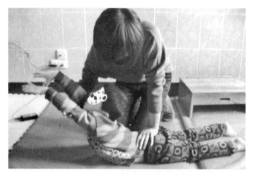

图 3.37　俯卧位后屈训练

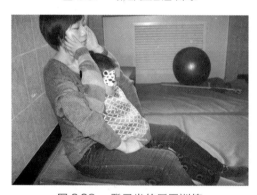

图 3.38　凳子坐位后屈训练

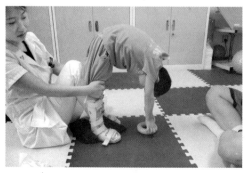

图 3.39　弯腰取物训练

俯卧位后屈训练

方法：宝宝俯卧位，家长一手托住宝宝腋下，一手压迫臀部，使宝宝躯干后屈（图 3.37）。

凳子坐位后屈训练

方法：宝宝与家长前后坐于凳子上，使宝宝双上肢上举，家长的两手分别穿过宝宝腋下扶持宝宝两侧骨盆，调整其身体成对称姿势后使躯干后屈（图 3.38）。为了不使宝宝两侧躯干再次出现短缩，要使宝宝维持两上肢上举姿势，促通躯干的伸展。

腰背肌的训练

方法：宝宝在家长辅助下跪位或者站立位，或者在站立架上（固定骨盆和下肢）诱导宝宝弯腰取物后站立，分别在正前方、左右侧前方练习（图 3.39）。

怎样训练宝宝的躯干转动？

滚筒上躯干转动训练

方法：宝宝坐位，家长使宝宝的躯干分别向两侧回旋转动（图3.40）。

仰卧位躯干转动训练

方法：宝宝仰卧位，双下肢外展、外旋，家长用自己下肢压住其两下肢。在侧方放一玩具，令宝宝用对侧

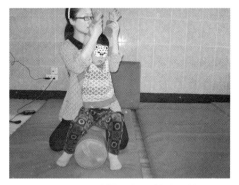

图 3.40　滚筒上躯干转动训练

的手去取，使宝宝身体重心向侧方移动同时出现躯干回旋，头也随之回旋（图3.41），两侧交替进行。

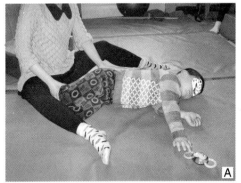
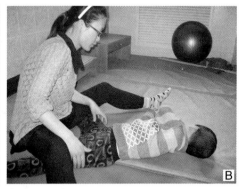

图 3.41　仰卧位躯干转动训练

床上坐位躯干转动训练

方法：家长坐位，双膝轻度屈曲。宝宝在其大腿上呈骑跨坐位，背向家长，在头竖直位状态下给躯干以回旋运动。方法是家长将自己一侧下肢伸展，

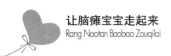

使其高度下降，使宝宝体重向这侧移动并用该侧臀部支持体重，于是引起躯干向对侧的回旋运动（图3.42）。操作时家长两下肢交替地屈曲或伸展，使宝宝躯干向两侧回旋。

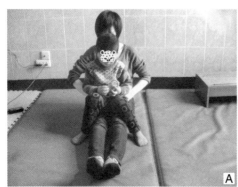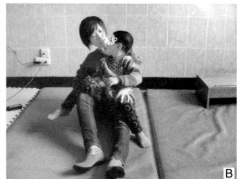

图3.42　床上坐位躯干转动训练

球上转动训练

方法：家长扶持宝宝将球和宝宝一起向侧后方向倾斜，则宝宝的身体重心移至下侧臀部上。此时家长通过扶持宝宝的手来回旋转宝宝躯干，让宝宝向躯干两侧转动（图3.43）。

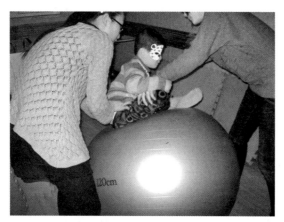

图3.43　球上转动训练

坐位躯干转动训练

方法：家长与宝宝前后取伸腿坐位，家长扶持宝宝双肩部，使其双上肢伸展在前方支撑，通过口头指令或家长的辅助使宝宝转换为侧方支撑位，促通躯干的回旋（图3.44）。

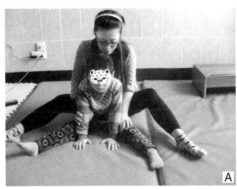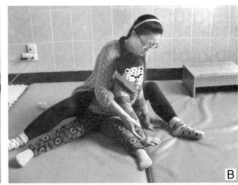

图 3.44　坐位躯干转动训练

立位躯干转动训练

方法：宝宝取立位，在其身体两侧放两把椅子，家长站立于其身后。首先使宝宝一侧上肢伸展，前臂旋后，手掌支撑在一侧椅子上，家长用手扶持其肩部。然后，在另一椅子上放玩具，让宝宝用另一只手玩耍（图3.45），可诱发宝宝体轴内的回旋和上肢伸展、外展的自由运动。

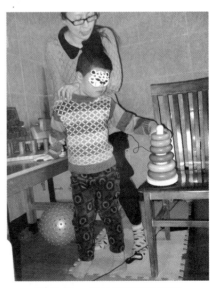

图 3.45　立位躯干转动训练

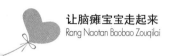
 怎样进行宝宝的骨盆控制训练？

常用方法：骨盆抬起训练

宝宝常因臀部肌肉发育不良、腹肌与臀部肌肉相互运动不协调、肌腱短缩等原因，完成不了骨盆的控制，影响坐位、立位姿势的保持，同时也影响宝宝立位的平衡与行走能力。家长在对宝宝进行这一动作训练时，应保持宝宝下肢屈髋屈膝，脚掌平踩在床上，家长双手从宝宝骨盆两侧突起的部位向下方均匀地施加适当阻力，让宝宝上抬臀部（图3.46A）；还可快速拍打臀部（臀大肌肌腹），给以深感觉刺激使其上抬（图3.46B）。

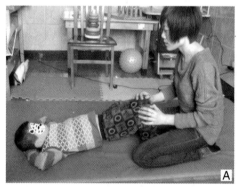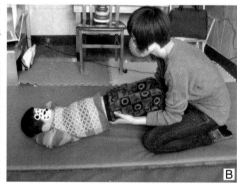

图3.46 骨盆抬起训练

不同类型宝宝常见的骨盆控制训练

（1）坐位躯干前屈训练：不随意运动型宝宝坐位，通过操作使骨盆保持后倾位、上半身前屈，才能保持较好的坐位姿势。将一滚筒一头垫高，让宝宝伸腿坐位，滚筒置于其两下肢中间，两手扶持滚筒，家长在其后方、双手置于骨盆两侧，旋以向下、后方向的力，使骨盆带后倾、躯干前屈（图3.47A）。

（2）站位骨盆前倾训练：不随意运动型和偏瘫宝宝在步行时出现腰椎部的

过度伸展，常以膝关节的过度伸展来代偿以防止跌倒。对于这类宝宝可以使其骨盆带前倾，减轻膝关节的过度伸展（图3.47B），训练下肢的充分可动性。

（3）椅子坐位骨盆前倾训练：痉挛型宝宝在椅子坐位上常表现为头部前屈，脊柱形成圆背状态，上身蜷缩成一团，上肢呈伸直、内收位，在立位时足跟不能着地而站不稳。对于这类宝宝可以让其坐椅子时骨盆带前倾，形成躯干部的充分伸展，促通下肢和髋关节屈曲的可动性，练习稳定的坐位姿势（图3.47C）。

（4）立位骨盆后倾训练：痉挛型宝宝可以在立位上使其骨盆带后倾，将身体重心移向后方，促通髋关节和躯干的伸展，学习良好的立位姿势（图3.47D）。

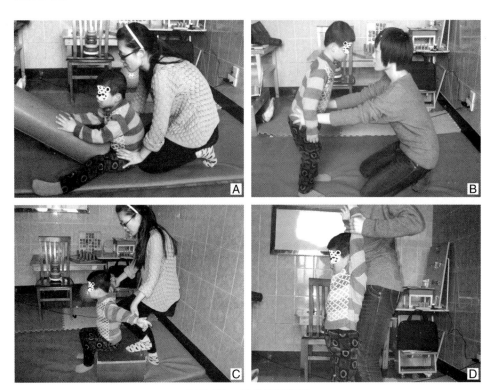

图3.47 骨盆控制训练

A.坐位躯干前屈；B.站位骨盆前倾；C.椅子坐位骨盆前倾；D.立位骨盆后倾

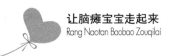

9 宝宝超过半岁了还不会翻身怎么办？

一般 3 ~ 6 个月宝宝就可以翻身了，至少会翻半个身。如果超过了这个时间宝宝还不会翻身，就得注意了，必须加强翻身系列的训练。当宝宝的头控能力、躯干控制能力、骨盆控制能力都取得进步时，着重进行翻身训练，以获得突破性的肢体控制能力。

摇晃训练

方法：训练时，让宝宝躺在摇床里或床单上，家长摇晃摇床或床单。当宝宝被摇到半空身体倾斜时，为了保持身体平衡，自然会努力挺起胸，挺直腰，把身体往后仰（图 3.48）。采用摇晃法时，一定要慢慢加大摇动的角度，摇晃的频率不要太快，随时注意宝宝的反应。如宝宝有惊恐的样子就马上停止，不要急于求成，以免发生危险。

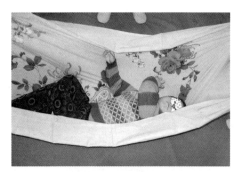

图 3.48　摇晃训练

被单内滚动训练

方法：宝宝仰卧于被单内，家长缓慢提起被单的一头，使宝宝向侧方滚动，辅助宝宝完成在被单内的翻身动作，帮助身体回旋。

球上俯卧位至侧卧位翻身训练

方法：宝宝趴在球上，家长在其身体一侧，一手扶宝宝肩，一手扶肚子，双手协同用力，使宝宝从俯卧位转为侧卧位（图 3.49）。两侧交替进行。训练中应注意避免头部的过度抬起。

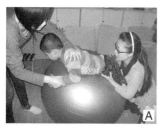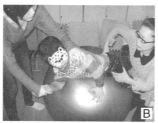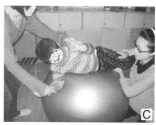

图 3.49　球上俯卧位至侧卧位翻身训练

楔形垫翻身训练

方法：宝宝躺在楔形垫的斜面上，用斜面来辅助完成宝宝躯干的旋转动作（图 3.50）。在斜坡上完成翻身动作，可以促进身体回旋模式的建立。

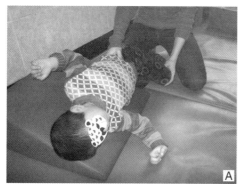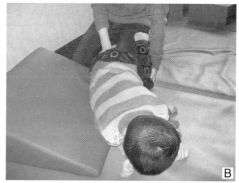

图 3.50　楔形垫翻身训练

利用肩部控制翻身训练

（1）仰卧位肩部控制翻身训练：宝宝取仰卧位，家长双手分别握住宝宝双臂上举过头，将两臂左右交叉，另一侧上肢向翻身侧用力，从而带动宝宝身体旋转，完成一次肩控式翻身动作（图 3.51A-D）。翻身过程中注意避免头部过度伸展，纠正肩部异常姿势后再进行。

（2）俯卧位背部控制翻身训练：宝宝取俯卧位，家长双手分别握住宝宝双上肢前臂，将两臂左右交叉，另一侧上肢向欲翻向侧用力，从而带动宝宝身体

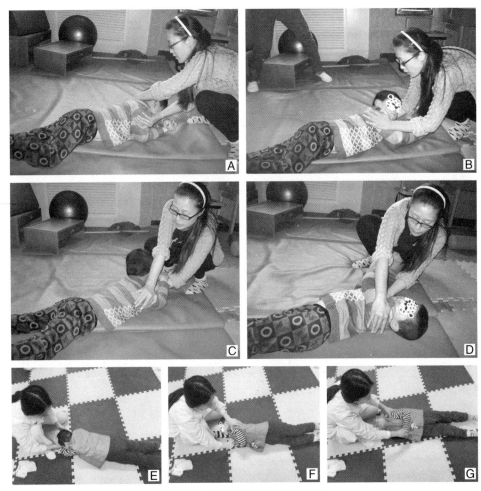

图 3.51　利用肩部控制翻身训练

旋转，完成一次肩控式翻身动作（图 3.51E-G）。

利用骨盆控制翻身训练

（1）仰卧位骨盆控制翻身训练：宝宝取仰卧位，家长握住其小腿，屈曲单侧的髋和膝带动骨盆，向左侧翻身时，右侧下肢屈曲，身体向左侧回旋转动，同时向下牵拉屈曲侧的下肢，身体回旋至俯卧位（图 3.52 A-C）。

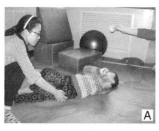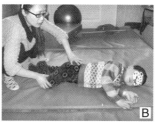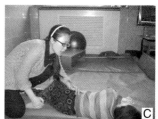

图3.52　利用骨盆控制翻身训练

（2）俯卧位骨盆控制翻身训练：宝宝取俯卧位，一侧上肢伸直，另一侧上肢自然屈曲，家长握住其小腿，屈曲单侧的髋和膝带动骨盆。向左侧翻身时，右侧下肢屈曲，身体向左侧回旋，同时向下牵拉屈曲侧下肢，身体回旋至仰卧位。

主动翻身训练

方法：宝宝取仰卧位，以玩具逗引其翻身至侧卧位，再逗引其主动翻身至俯卧位。继续用玩具逗引，直到从俯卧位到另一边的侧卧位，再至仰卧位（图3.53）。

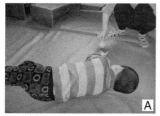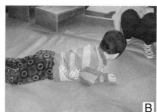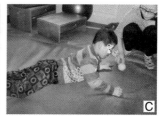

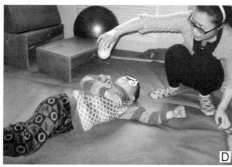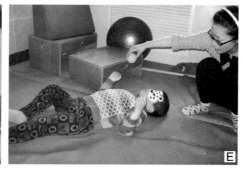

图3.53　主动翻身训练

10　怎样进行宝宝的坐位训练？

宝宝会翻身之后，即使是辅助下的翻身，也可以让宝宝开始进行坐位训练了。

盘坐位训练

方法：宝宝不能够单独坐或坐不稳时，可以盘坐位。宝宝双腿盘叠，家长可在其背后视情况给予辅助。一般不会坐的宝宝上肢支撑能力差，家长可以辅助宝宝用双上肢撑于地面，宝宝身体前倾，腰挺直，头放于正中位（图3.54A）。当宝宝坐不稳时，可以倚靠在墙角或在其周围放置沙袋；也可以取盘腿坐位，使身体前倾，前后左右摆些玩具让宝宝取着玩（图3.54B）。这种训练对于痉挛型剪刀步，即两腿靠的很近、不容易分开、走路时小腿交叉的宝宝有帮助。跟腱反射紧张的宝宝长期的长坐位会引起骨盆后倾和脊柱后弯，故要取盘腿坐位。

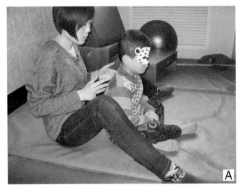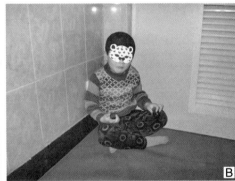

图3.54　盘坐位训练

长坐位训练

方法：长坐位是指双下肢在身体的前方，双腿髋关节稍微外展，两腿分

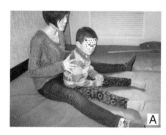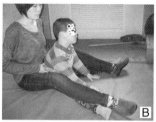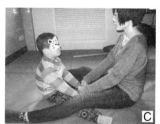

图 3.55 长坐位训练

开，膝关节伸展时的姿势（图 3.55A–B）。长坐位是脑瘫宝宝坐位训练时的最佳训练姿势。让宝宝取长坐位姿势，家长与宝宝面对面而坐，家长双腿轻压在宝宝双膝上，使膝关节保持伸直（图 3.55C）。

当宝宝全身肌张力低时，可在前面放置一张根据宝宝坐高制作的小桌子，让他边玩耍边强化坐位姿势。如果肌张力很高，家长可以在宝宝背后支持，尽量使髋关节前屈。膝关节同时有屈曲时，家长需用双手从宝宝腋下伸出来按压膝关节使双下肢伸直。

凳坐位训练

方法：宝宝坐时应为髋关节、膝关节、踝关节均屈曲 90°，凳子高度以双足均能着地为标准。开始时在有靠背的椅子或是两侧有护栏的椅子上练习，然后过渡到无靠背的椅子或是长条凳子上（图 3.56）。

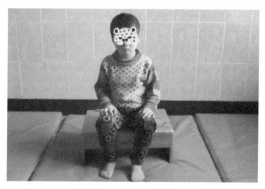

图 3.56 凳坐位训练

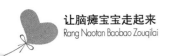

训练时遇到的问题及解决方法：①如果宝宝坐凳子时，双脚不能放平，足跟不着地，家长可以利用自己的双脚来固定宝宝双脚。②如果宝宝坐凳子时，双下肢出现髋关节内收内旋的现象，使双下肢不能着地，支持负重。家长可以让宝宝把凳子横过来，骑在凳子上，以使髋关节处于外展外旋位。③如果宝宝坐凳子时，双上肢肌张力高而造成双上肢上抬不能放下，家长可以让宝宝双手抓住凳子两侧，或是帮助宝宝双手抓握在一起。

侧坐位训练

方法：宝宝双腿弯曲同时侧向一边，对侧的胳膊伸直，手放平支撑在地上或者床上，肘关节保持伸直。当宝宝的侧坐能力提高以后，可以让宝宝的一条腿伸直，慢慢的两条腿都伸直，躯干向着伸出下肢的一侧回旋，身体重心放在两侧臀部上，伸出的两下肢应该是一侧压住另一侧，另外一只胳膊可以进行一些游戏。家长在身后进行保护，提醒宝宝纠正姿势。两侧一定要交替进行侧坐位训练（图3.57）。

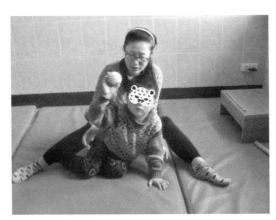

图3.57　侧坐位训练

选择适合宝宝的坐姿

（1）长坐（两腿伸直）：是大部分婴幼儿最早的坐姿，容易使身体重心放在中间；可使跟腱拉松；提供机会观察环境、游戏及发展中线活动；腿分开，防止大腿内收。但是对跟腱短的宝宝长期取长坐位会造成脊柱弯曲。

（2）侧坐：增强宝宝患侧的深感觉；促进躯干的转动。但是易导致脊柱"S"变形；较难掌握。

（3）盘坐：较少用，除非其他坐姿都不适用。由于下肢所有的关节都屈曲，易导致关节挛缩，影响站立及行走；易导致踝关节下垂；由于重量落在脚的外侧，容易造成足内翻。

（4）"W"形坐：患儿双腿屈曲，双腿向外侧摆放，坐于双腿之间，呈现英文字母"W"的坐姿（图3.58），此坐姿是不应该采纳的。易导致股骨头变形；导致膝关节向内，影响步行。

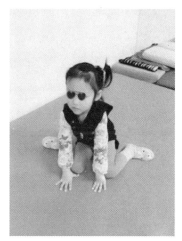

图3.58　"W"坐姿

（5）坐椅子：利于身体对称发展；鼓励足踩地，学习承受重量；有靠背，可减轻脊柱的压力，避免脊柱弯曲；提供机会发展感知，增加活动范围。但是需要防止身体前倾、摔倒。

家长需注意事项：宝宝练习坐位时，家长一定要从宝宝身体正面进行诱导，不要在宝宝的上方进行，而要从下方，如给玩具时要在宝宝胸、腹的部位，而不要在宝宝眼睛或头上方；若宝宝躯干的稳定性尚欠佳，不要让宝宝长时间坐，避免诱发脊柱后弯。

 11　怎样进行宝宝的爬行训练？

当宝宝可以独立或在家长辅助下维持坐位的时候，需要进行爬行训练。在临床训练中，爬行训练和坐位训练常同时进行。有些宝宝坐不稳却很会腹爬，有些宝宝可以独自坐稳很久却怎么也不会爬行，这就说明存在个体差异。爬行训练还需要宝宝具有协调能力。

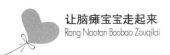

腹爬模式刺激训练

方法：宝宝取俯卧位，趴在软垫子上面，两家长位于宝宝两侧，分别握孩子一侧前臂与小腿，然后做伸直一侧胳膊、弯曲对侧下肢交替进行的运动，不停地给予此模式刺激，形成正确爬行的固定模式。在训练过程中，让宝宝头部抬起，左右转动，想伸左侧胳膊时，头转向左侧，反复进行此模式练习（图3.59）。

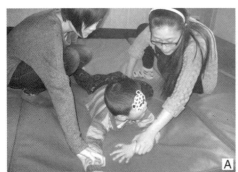
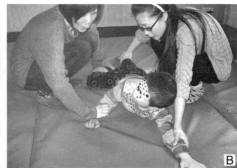

图 3.59　腹爬模式刺激训练

两手立位支撑训练

方法：宝宝俯卧位，抬头，面向前方，上半身抬高，用前臂、手掌支撑上半身体重。一定要把下肢压住，以促进上肢撑起身体。上肢无力撑起上半身的宝宝可利用滚筒、巴氏球、枕头来帮助完成此项动作（图3.60）。此动作是为

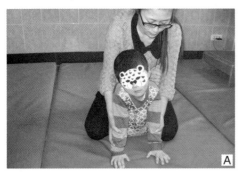
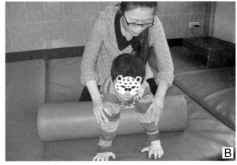

图 3.60　两手立位支撑训练

了锻炼宝宝上半身的抬高，对以后的爬行、站立是一个很重要的开端。

刺激足跟辅助腹爬训练

　　方法：在家里选一空间稍大的场地，使宝宝俯卧，在其能够抓到的地方摆放玩具，让患儿用一只手去抓。家长位于宝宝后侧，双手握住宝宝的双下肢膝关节处，当宝宝右侧上肢向前方伸出去抓取玩具时，家长帮助宝宝左侧下肢屈曲至最大位置，之后家长刺激足跟并指示宝宝蹬住家长的手向前爬，然后再使左侧上肢与右下肢做同样动作。要不断向前移动玩具，拉长距离来做游戏。也可以诱导宝宝向后方退着爬。（图3.61）。

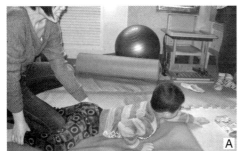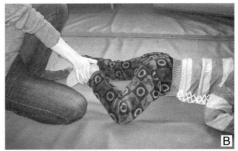

图3.61　刺激足跟辅助腹爬训练

固定骨盆辅助腹爬训练

　　方法：对早期上肢支撑能力弱者，家长可帮助宝宝固定肘关节或在宝宝后面固定骨盆，在稳定好的基础上让宝宝前后摇动，练习用四肢来支撑身体。开始爬行时，有的宝宝髋关节、膝关节不能屈曲，甚至有的宝宝会出现双下肢向前蹦跳的情况。对这种异常运动，家长或指导者应跪在孩子身后，双手托住骨盆部，一步一步地把下肢向前推动，或者双手握住宝宝踝关节，将两腿向前推动，逐渐让宝宝自己移动，促使早日独立腹爬（图3.62）。

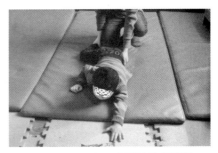

图3.62　固定骨盆辅助腹爬训练

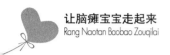
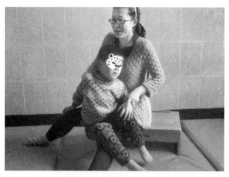

图 3.63　侧坐位上用上肢支撑体重训练

侧坐位上用上肢支撑体重训练

方法：让宝宝在家长一侧下肢上侧坐位，让宝宝一侧上肢伸直后压在家长的另侧腿上，家长一手保护伸直的胳膊，另一手将宝宝身体推向支撑的方向，让支撑的胳膊吃劲持重（图 3.63）。

滚筒上四点支撑位（双手双膝着地）训练

方法：让宝宝趴在滚筒上，两上肢在滚筒的前方支撑体重，两下肢在滚筒的后方，身体前后移动。家长跪坐于宝宝身后，用两腿夹住宝宝屈曲侧的下肢并固定，使宝宝在四点支撑位上前后移动身体的重心（图 3.64）。

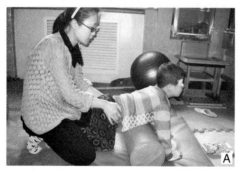
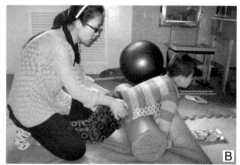

图 3.64　滚筒上四点支撑位训练

滚筒上两点支撑训练

方法：当宝宝有一定支持能力时，可让宝宝俯卧在滚筒上，家长向前后左右各方向推滚筒，使宝宝四肢能更平稳地控制身体。让宝宝面向左边，宝宝左上肢、左下肢伸展，家长辅助左肩部及左骨盆下肢抬起形成侧位两点支撑，保持身体平衡，左右反复刺激可对爬行奠定基础。宝宝掌握了以后可以练习左边上肢伸直，右边下肢伸直，为四点支撑的爬行训练做准备（图3.65）。

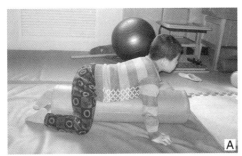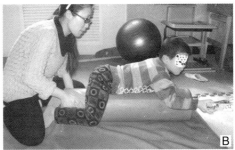

图 3.65　滚筒上两点支撑训练

四点支撑位准备训练

方法：家长跪坐于床上，双手将宝宝的脚和手拉在一起，宝宝呈头部放正、身体完全屈曲状态，使宝宝取得充分的紧张度。然后将其躯干向一侧翻过去，同时家长一手固定宝宝的一侧下肢，另一手帮助宝宝头部与躯干的回转，使宝宝成为四点支撑位。宝宝形成四点支撑位后，扶持宝宝的臀、肩、腰等部位，让宝宝身体前、后移动（图3.66）。

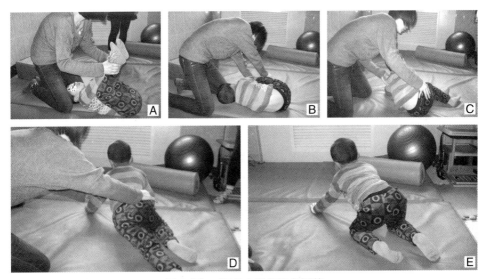

图 3.66　四点支撑位准备训练

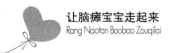

三点支撑训练

方法：在四点支撑位上，家长在前方用玩具诱导宝宝抬起一侧上肢，要举过肩膀的水平，或者让宝宝用一只手敲击玩具、扔球等，这样还可促进躯干的回转，两手交替进行。同样也可以练习抬起一侧下肢的三点支撑（图3.67）。

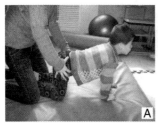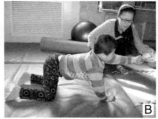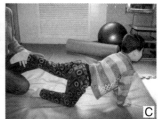

图 3.67　三点支撑训练

床上原地爬行训练

方法：宝宝四点支撑位。然后扶持伸直一侧下肢，使身体压于屈曲侧下肢。然后伸展侧下肢向前迈出变成屈曲，原来屈曲侧的下肢伸展，并保持外展、脚外"八"字位，交替进行，模拟爬行动作。

四爬移动

方法：两名家长分别在取四点支撑位宝宝的前、后方呈坐位或跪坐位。操作时要注意对宝宝障碍相对较重的一侧进行控制。一家长在前方控制双肩，另一人在后方控制臀部，两侧胳膊与腿对角线形式交替进行向前移动。如果宝宝手支撑能力不错，家长就骑跨于宝宝身上，宝宝两手支撑，肩部向左右移动，使其成爬行动作（图3.68）。如果宝宝在四点支撑位上尚不稳定，可用一条长毛巾被从腹部将宝宝兜起，家长抓住毛巾被的两端，似将宝宝在四点支撑位上吊起，但千万不要使宝宝悬空，一定确保宝宝是四肢承受体重。注意宝宝肩与臀不要翘起，同时要控制躯干过伸。还应该多进行各种体位的变换练习。

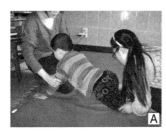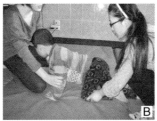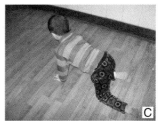

图 3.68 四爬移动

高爬训练

方法：宝宝右腿单膝立位，承重，使左侧大腿屈曲，继之臀部向前方移动，左膝盖爬上一个台阶后，重心向左前方移动，右下肢迈出形成左侧单膝立位。反复交替进行训练（图 3.69）。

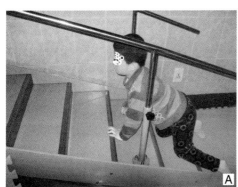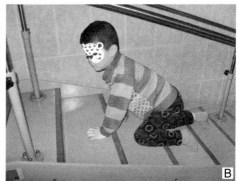

图 3.69 高爬训练

 怎样进行宝宝的跪立训练？

宝宝头部和躯干控制能力都较强的时候，可以进行辅助下的跪立位训练，尤其是宝宝可以独自爬行的时候，更要加强跪位的训练，为站立训练做铺垫。

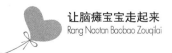

髋关节充分伸展训练

方法：宝宝取仰卧位，膝关节屈曲，小腿垂直于水平面，足底踩在床面，以双脚和颈背部为支撑点，让宝宝抬起臀部，抬到臀部与大腿在一条线的高度，最高点时保持抬臀姿势 3～5 秒（图 3.70）。开始时家长可协助完成此动作，以防止宝宝打挺，但要确保宝宝有节奏地主动地抬臀。

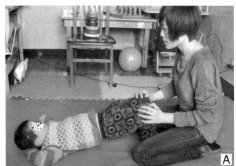
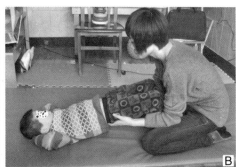

图 3.70　髋关节充分伸展训练

髋关节自我控制训练

方法：宝宝双膝跪位，两腿稍分开，大腿与小腿垂直，上身挺直，头竖正，家长对宝宝的髋与腹部进行轻推或轻叩，力的作用方向朝向后方或侧方，使宝宝身体重心移向后方或侧方，然后再让宝宝自行调整恢复到膝立位（图 3.71）。

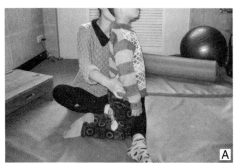
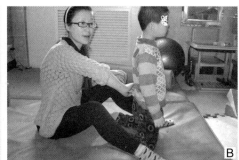

图 3.71　髋关节自我控制训练

膝立位保护性伸展训练

方法：家长双腿伸直坐位，宝宝面向家长，两膝分开跪于家长一条腿的两侧。家长用腿固定住宝宝支撑侧的下肢，在同侧骨盆给予推力，将宝宝推向未负重侧，这时可以诱发宝宝出现自我保护反应，表现为躯干向旋力侧回转、下肢抬起后外展，头部回旋、上肢伸展（图3.72）。训练过程中应注意避免头及躯干过度伸展。

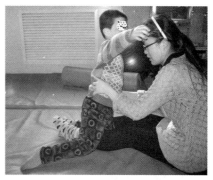

图 3.72　膝立位保护性伸展训练

辅助条件下双膝立位训练

方法：宝宝正确的双膝立位应该是：双膝关节屈曲 90° 跪地，双髋关节充分伸展（即挺直腰部）。在训练初期，家长可扶持宝宝两侧髋部，以帮助其保持正确的双膝立位姿势和维持身体的平衡。或者让宝宝扶住栏杆或椅子等支撑物，自己练习双膝立位动作（图 3.73），然后逐渐减少对宝宝的扶持，让宝宝尽量避免抓扶栏杆等物体，以达到独自跪立的效果。同时不断纠正宝宝在练习中出现的各种异常姿势。

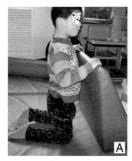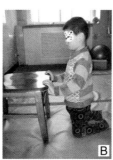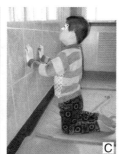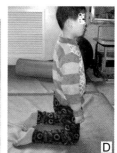

图 3.73　双膝立位训练

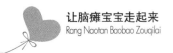
单膝立位训练

方法：单膝立位是在双膝立位的基础上，在一条腿跪地的同时抬起另一条腿并使其足底着地。初期在家长的帮助下进行，然后通过不断地练习和逐渐减少各种帮助，让宝宝能够独立完成单膝立位的动作（图3.74）。部分宝宝由于髋关节过于屈曲，在单膝立位练习时可能会出现身体前倾和不稳，训练中要有意

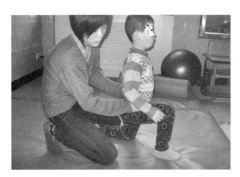

识地让宝宝尽量挺胸抬头，肘关节伸展、胳膊举高等动作，以加强宝宝伸髋的动作。当宝宝单膝立位功能不错的时候，让宝宝进行单、双膝立位转换训练，训练中可以根据宝宝的具体情况，在宝宝面前放一些栏杆、椅子等物，先让其在双手或单手抓扶的情况下进行练习，然后再逐步实现独立完成。

图 3.74 单膝立位训练

跪位平衡板训练

宝宝跪于平衡板上，家长左右缓慢晃动平衡板诱发宝宝跪位平衡反应的出现（图3.75）。应注意晃动平衡板时速度不宜过快。

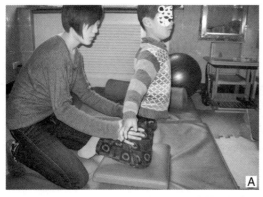
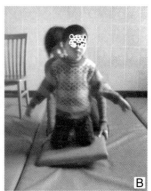

图 3.75 跪位平衡板训练

13 怎样进行宝宝的体位转换训练？

宝宝学会了坐位、爬行、跪位后，家长可以多进行各种体位转变的训练，让宝宝变得更加灵活，也为日常生活训练奠定基础。

俯卧位到坐位转换训练

方法：家长坐于地板或者床上，两腿伸展，让宝宝横趴在双腿上，然后家长抓住宝宝的一侧下肢，最好是膝部，并向自己身体方向牵拉，另一只手支持宝宝肩部或臀部。家长在使宝宝躯干回旋的同时，屈曲宝宝另一侧的下肢，用以支持宝宝的躯干，在头部屈曲、回旋的同时，使宝宝成为坐位（图3.76）。头部要保持正中位，若宝宝缺乏头部的活动，家长要给头部以支持，也可以向下挤压肩胛部使宝宝头部产生屈曲与回旋。

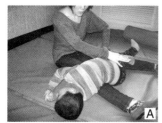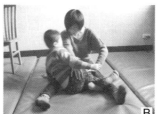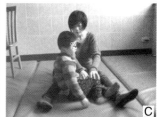

图3.76　俯卧位到坐位转换训练

侧坐位上姿势转换训练

方法：家长与宝宝相对侧坐位，躯干要充分回旋。两人互牵双手，由侧坐位同时转换为膝立位，然后再向逆方向的侧坐位转换（图3.77）。该手法操作时应注意膝立位上宝宝的体位，在膝立位上一定要注意躯干要呈伸展位，臀部不要下垂，髋关节不要屈曲。若家长经操作不能控制宝宝的异常姿势，就不要进行该训练。

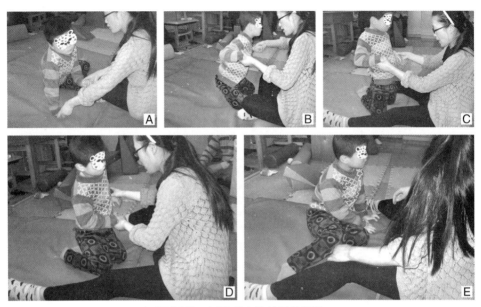

图 3.77 侧坐位上姿势转换训练

侧坐位向四点支撑位转换训练

方法：使宝宝从侧坐位开始活动，家长根据宝宝的状态决定支持的部位。操作时家长用自己的膝部支持宝宝臀部，两手支持宝宝肩部，诱发宝宝身体向前、臀部抬起，从侧坐位向四点支撑位方向伸出上肢，形成四点支撑位（图3.78），

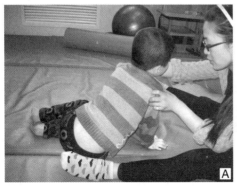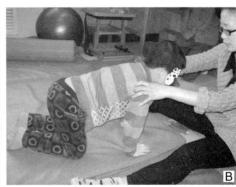

图 3.78 侧坐位向四点支撑位转换训练

然后再从四点支撑位转换为与出发肢位逆方向的侧坐位，手法操作同样是扶持肩使宝宝臀部下降，躯干扭转形成侧坐位，如此反复进行。

坐位与立位的转换训练

起立时身体的上半身前倾、挺腰和伴随身体重心向前、向上移动；在坐下时需要弯腰、臀部下沉和伴随身体重心向后、向下移动。宝宝在进行坐位和立位的转换时，除了要把握好上述两个动作要领之外，需要家长给予相应的帮助，才能比较准确地完成整个动作。

（1）坐位到立位的转换训练：在初期练习时，家长可扶持宝宝，让他们学会在坐起时先使身体前倾和重心前移，在挺腰动作中鼓励宝宝借助上肢和下肢的支撑和协同动作，来达到身体重心上移和维持身体的平衡（图3.79）。家长

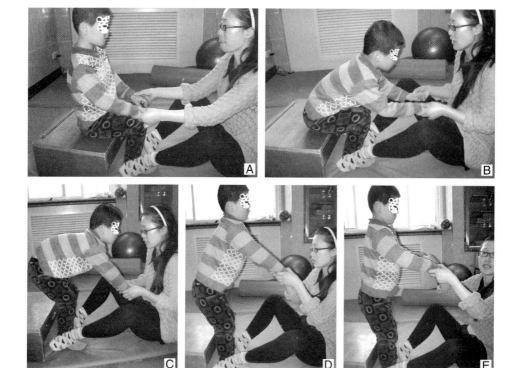

图 3.79　坐位到立位的转换训练

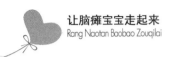

在宝宝前面，让宝宝双足着地，固定膝盖，帮助宝宝身体前倾站立。

（2）立位到坐位的转换训练：在宝宝学会从坐位到立位的动作后，就可以进行从立位回到坐位的训练。在训练中先让宝宝学会通过屈曲髋关节来实现弯腰、膝关节屈曲和身体重心向下、向后移动的动作，同时通过弯腰后上半身前倾来维持整个身体的平衡（图3.80）。训练早期，宝宝难以维持身体的稳定，可用双手扶栏杆，然后逐渐改用单手扶持，最终实现独自落座。

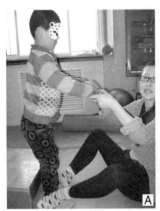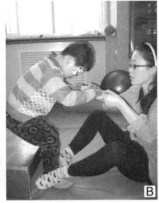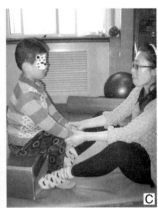

图3.80　立位到坐位的转换训练

对于一些下肢肌肉痉挛较严重的宝宝，在髋关节和膝关节屈曲时可能会因难以控制身体的重心移动，而在坐下时常常出现"跌坐"现象。这时可先让宝宝练习坐到相对高一些的椅子上，然后通过逐渐降低椅子的高度来训练他们控制身体重心的能力。另外，也可以在训练落座时，有意识地让宝宝在臀部接触地面或椅子之前，在空中有一个短暂的停留动作。随着调整宝宝臀部在空中停留高度的不断下降，来锻炼宝宝在落座过程中保持动作协调和身体平衡的能力。

 14　怎样进行宝宝的站立训练？

站立训练一个很重要的里程碑，也是家长最充满期待的动作，当躯干具备一定控制能力的时候就可以进行辅助站立训练，在站立架上或者通过布带辅助在暖气管前面进行站立训练。不仅让患儿有竖立的感觉，为患儿提供更宽阔的视野，同时也增加了患儿康复的信心与乐趣。站立的时候可以玩游戏，以训练上肢功能。

对于痉挛型或其他类型脑瘫患儿来说，站立训练不仅降低肌张力，预防骨质疏松，而且还能给患儿双足正确的负重感觉。同时，也可避免一些像足内翻、外翻等现象出现。

站立架（床）训练

方法：家里可以制作一个简易的站立架，或者买一个站立床，也可以让宝宝站在暖气片前面，根据站立架（床）的模式，用带子固定宝宝的腋下、腰部。用垫子分开宝宝的双腿，与肩同宽，双脚平放，膝关节固定住，防止膝过度伸直，可以在膝盖下面放一个毛巾卷，双腿保持站立位（图3.81）。在宝宝胸前放置高度适宜的桌子，使其双手在桌上玩玩具，训练下肢的负重能力。根据宝宝站立的情况，逐步松开固定的带子，让宝宝独自站立。每次持续站15～20分钟，一天两次。年龄大的孩子，可以逐步加长站立的时间。

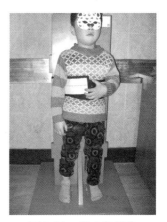

图3.81　站立架训练

靠墙站立训练

方法：在墙前面放一软垫子，让宝宝靠着墙面站立（图3.82）。站立比较稳定之后，让宝宝双腿屈曲、站立转换。家里也可以买一个大的桶，最佳的高度是宝宝的腋下高度，将宝宝放置于桶内，双下肢之间夹以枕头，双上肢置于桶外，诱导宝宝保持正确的站姿。也可以在桌子旁边进行手功能训练。

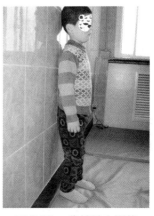

图3.82　靠墙站立训练

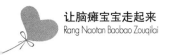
站立稳定性训练

方法：宝宝站立早期可以双手扶在桌子上，双脚放平。家长位于其后方，双手扶着宝宝骨盆两侧，让宝宝向左右移动身体，但是脚不动，促进保持稳定（图3.83）。

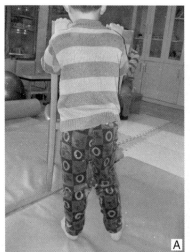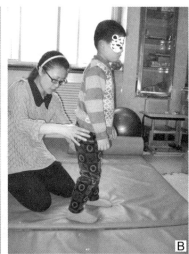

图 3.83　站立稳定性训练

单脚站立训练

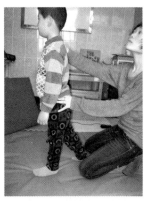

图 3.84　单脚站立训练

当宝宝主动站立位可基本维持后，家长可逐步开始进行宝宝单脚站立的训练，这也是立位动态平衡训练的开始。

方法：宝宝呈一脚前一脚后的姿势站立，身体重心移向前脚时，家长把一只手放在前脚侧的臀部，给宝宝一向前的推力，另一只手放在对侧肩膀，以确保体干也随之前移。反之，当宝宝身体需要向后移时，家长向后拉髋部。横向移动的时候也需要家长固定宝宝骨盆，辅助宝宝向左右移动（图3.84）。

平衡板上训练

　　方法：宝宝站在平衡板上，家长用双手扶着宝宝骨盆两侧，保护宝宝以免摔倒。同时双手通过对骨盆的推拉动作，来诱导宝宝学会如何把身体重心向左右移动；双腿前后姿势站立，练习重心的前后移动（图3.85）。我们可从地秤上看出宝宝单脚负重能力的大小。

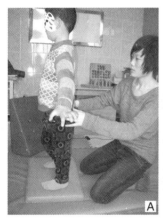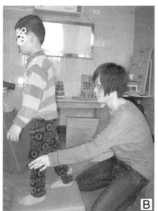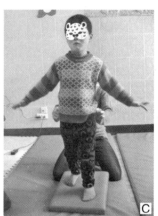

图 3.85　平衡板上训练

原地抬腿训练

　　方法：宝宝手扶椅子站定后，让宝宝把身体重心移到左侧，家长一只手放在宝宝右侧膝盖前面，另一只手放于右侧膝盖周围，然后，让宝宝屈右膝上抬，脚尖勾起，再慢慢伸直脚，足跟先着地（图3.86）。左右交替，反复做向前后抬腿、收腿练习，直到宝宝自己能掌握这一动作。

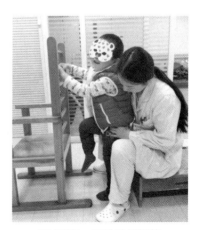

图 3.86　原地抬腿训练

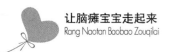
前后移步训练

方法：让宝宝双手扶持栏杆站稳后，把身体重心移向左侧，右脚可踩一小木车、旱冰鞋或球、木棒之类可滚动的物体。然后，让宝宝脚向前向后摆动（图3.87）左右交替练习。

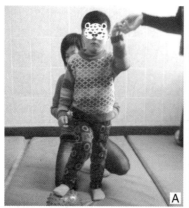
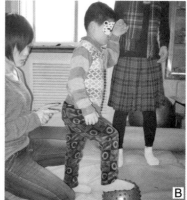

图 3.87　前后移步训练

踏板训练

方法：让宝宝站稳，若无法自己站立，可先给予支撑，一只脚负重，另一只脚迈上、迈下小木凳之类有一定高度的物体（图3.88）。物体的高度，可根

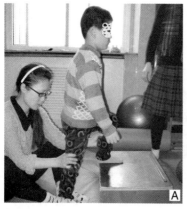
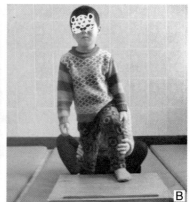

图 3.88　踏板训练

据宝宝能力的提高，而不断增高。

 怎样进行宝宝的蹲起训练？

蹲起（包括支撑蹲和凳坐位站起）可以提高大腿肌力，也为以后行走时摔倒爬起打基础。

支撑蹲起训练

方法：宝宝蹲位，双足分开，与肩同宽，膝关节、髋关节屈曲。先让宝宝双手支撑于地面，家长坐在宝宝后面，双手扶着宝宝双膝关节，诱导宝宝低头，上身前倾，抬臀，脚跟用力，伸直膝关节，语言提示为"低头—抬臀直腰腿用力—站起"。蹲起时，家长要注意双膝关节保持屈曲15°左右，脚跟放平，必要时家长用双足固定宝宝脚踝，然后诱导宝宝伸直髋关节，保持在正中位，再弯腰，屈髋关节、膝关节，臀部放下，回到蹲位（图3.89）。

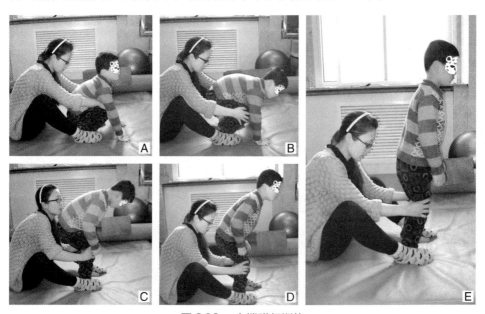

图 3.89　支撑蹲起训练

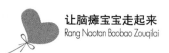

注意：①痉挛型、肌张力高的宝宝应尽量少做蹲起，一般在 20 个之内，只是让宝宝学会这一动作。如果宝宝痉挛重，肌张力高，要在降低肌张力、缓解痉挛后，才能多做，以增加肌力；否则，只能使痉挛更重，肌张力更高，不正常用力更严重。迟缓型、共济失调型宝宝肌力较弱，肌张力低下，可以多做蹲起，以增加肌力来改善宝宝的控制能力。②家长应双手扶助宝宝膝关节分开，使宝宝双上肢放在两膝之间，使内收肌放松，然后低头，抬臀起，切勿仰头直腰向上挺起，造成不正常用力。迟缓型、共济失调型宝宝肌力较差，家长要控制好双膝关节，使膝关节处于正中位，宝宝把双手放在双膝关节上或外侧，使双膝关节不外展，然后站起。

单腿蹲起训练

如果宝宝一侧下肢肌力较差，一侧下肢肌力好，为了使双侧下肢在站立和行走时能够同时用力，要提高肌力差的那一侧的肌力。

方法：宝宝蹲位，家长坐在后面，一只手扶着肌力差的膝关节，一只手扶着有力一侧的膝关节，将肌力好一侧的下肢抬起，使肌力差的腿支撑于地面，然后，提示宝宝低头、抬臂、站起（图 3.90）。

注意：练习单腿蹲起时，宝宝身体不要靠在家长胸前，身体要求与地面垂直。

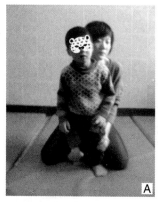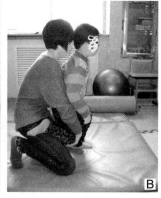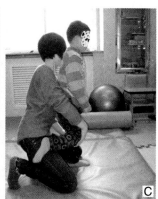

图 3.90　单腿蹲起训练

宝宝肌力差的一侧一定会出现内翻、外翻。如果出现内翻，在宝宝足底外侧放一楔形板，使宝宝足部放平。如果出现外翻，在宝宝足底内侧放一楔形板，使宝宝的足部能够放平。

怎样进行宝宝的平衡和协调运动训练？

大圆球上的训练

方法：宝宝坐在大圆球上，家长双手扶助宝宝的身体，轻轻向左、右、前、后滚动大圆球（图3.91）。球体晃动的幅度应以宝宝能够保持坐稳为宜，防止其摔倒。

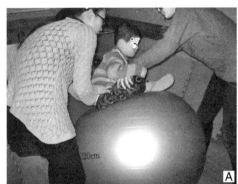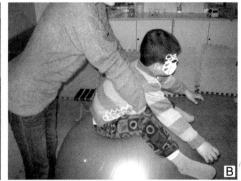

图 3.91 大圆球上的训练

平衡板上的训练

方法：宝宝双脚分开站在平衡板上，家长扶着其骨盆两侧，帮助宝宝身体重心在双脚之间转移（图3.92）。

滚筒上的训练

方法：宝宝双手前伸，俯卧在滚筒上，家长缓缓移动滚筒，使宝宝随滚筒

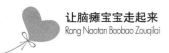
运动，其手掌能触及地面垫子即可（图3.93）。

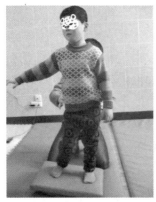

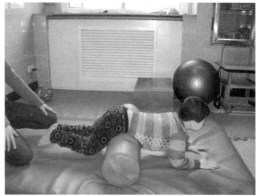

图3.92　平衡板上的训练　　　　图3.93　滚筒上的训练

举扔球训练

　　方法：宝宝双脚适当分开站稳，双手将球上举，扔向地面，待球反弹时接住（图3.94）。

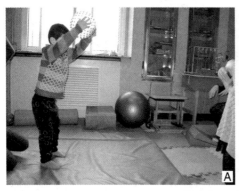

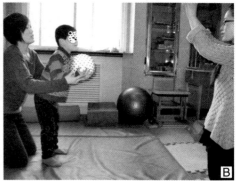

图3.94　举扔球训练

伸腿坐位平衡训练

　　方法：宝宝与家长均取床上伸腿坐位，家长将两下肢分开放于宝宝两下肢旁。首先轻轻摇动宝宝的两侧臀部，使之产生紧张感，进行平衡反应，然后家长使宝宝身体向一侧倾斜，使宝宝体重压在一侧臀部上，之后用一只手扶住宝宝下肢，另一只手扶持宝宝的腰部或肩部等，向前推宝宝的躯干，使之回旋（图 3.95）。

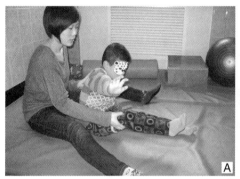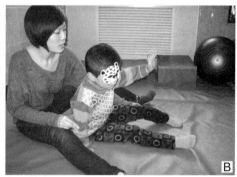

图 3.95　伸腿坐位平衡训练

 ## 步行训练的方法有哪些？

挨着墙或者床边横向移步训练

方法：为避免宝宝摔倒磕碰头部，在墙前面垫上垫子，让宝宝在垫子上横向移动，注意重心转移（图 3.96）。家长在前面给予辅助，帮助宝宝重心转移，

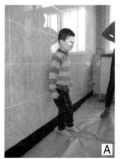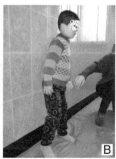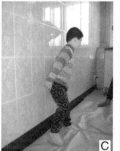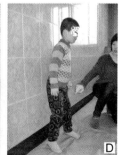

图 3.96　挨着墙横向移步训练

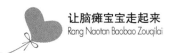
直到宝宝独立移动。也可在床边进行，面对床或者背对床反复进行移动训练。床边训练时让宝宝一侧靠近床边，一手扶住床沿，一手在家长的保护下进行步行训练。

助行器辅助训练

方法：让宝宝手扶助行器或者小推车。家长先控制前进的方向，注意引导宝宝下肢的动作，逐渐减少辅助，让宝宝正确地进行步行训练。足下垂的宝宝应在佩戴小腿矫形器后，用双手扶住步行器练习行走（图3.97）。家长在其身后保护，以免发生危险。

保护带步行训练

方法：在宝宝腋下系上一个保护带，家长进行保护，让宝宝进行步行训练，随时提醒宝宝的动作，纠正不正确的姿势（图3.98）。

保护下步行训练

方法：正确地辅助宝宝移步训练，控制宝宝的肩部和髋部，帮助骨盆

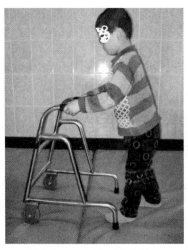
图3.97　助行器辅助训练

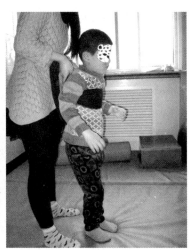
图3.98　保护带步行训练

旋转并保持正确的体位——身体挺直稍前倾、抬头，喊着口令让宝宝移步（图3.99）。

踩脚印训练

方法：当宝宝可以独立行走的时候，在地面上贴上一些脚印或者宝宝喜欢的图片，让宝宝按照图片踩着行走，纠正步态（图100）。

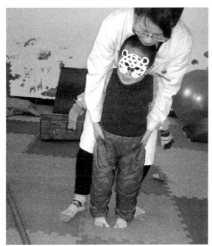 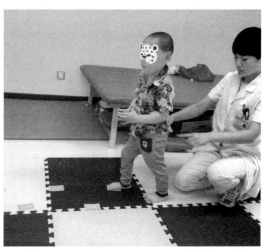

图3.99　家长保护下步行训练　　　　图3.100　踩脚印训练

 ## 18 怎样让宝宝更好地上下台阶（爬楼梯）？

跨步训练

方法：宝宝在身体左右侧都有保护措施的条件下（平行杆内、床边、桌子、椅子、家属的保护），在其行走的前方放置各种高低不同的物品（书、方块、玩具），让宝宝跨过去，提高行走的能力（图3.101）。

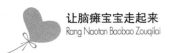
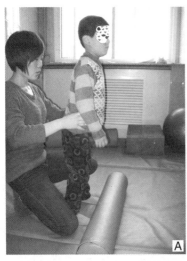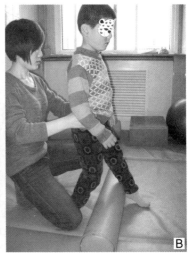

图 3.101　跨步训练

辅助宝宝上下台阶（楼梯）训练

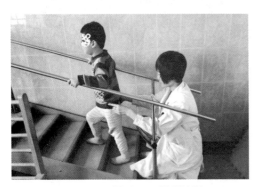

图 3.102　辅助上下楼梯训练

方法：上台阶时，家长在后方用双手扶住宝宝的骨盆两侧（髋部）和肩帮助其练习。在训练早期可以让宝宝扶住扶手，之后逐渐减少帮助，直至宝宝能够独立上台阶。下台阶时，家长在前方扶助宝宝的骨盆（髋）和膝，帮助宝宝训练（图 3.102）。

引导上下台阶（楼梯）训练

方法：家长在宝宝的前面，用绳子、拉环、毛巾引导宝宝上下台阶。侧重宝宝的重心转移。上楼梯时，先上功能好的腿；下楼梯时，让宝宝先下功能差点的腿，但具体措施需要看宝宝的习惯，如何更稳定就如何上下台阶（图 3.103）。

独立上下台阶（楼梯）训练

方法：当宝宝的身体控制较好及胳膊和腿的活动较自如的时候，可单手扶阶梯扶手上下台阶（楼梯）。家长在宝宝上台阶时需站在其身后，在宝宝下台阶时则站在其前面进行保护（图3.104）。

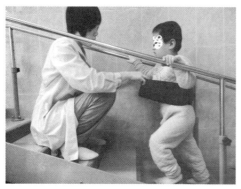 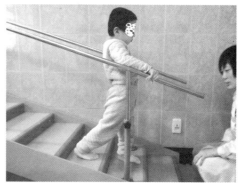

图 3.103　引导上下楼梯训练　　　　图 3.104　独立上下楼梯训练

 19 怎样调整宝宝常见的异常姿势？

宝宝胳膊总是向外展开的调整方法

（1）肩关节被动活动：宝宝取坐位，家长控制宝宝的肘关节，做肩关节的外展、内收向上牵拉和环转宝宝上肢的动作，以达到降低肩关节周围肌群肌张力的目的（图3.105A–D）。也可以对宝宝的肩背部进行压迫和叩击训练的同时，向前方牵拉上肢。

（2）上肢伸展主动运动：对于具有运动能力的宝宝，可以通过诱导宝宝向前方抓取玩具的方法，加强上肢伸展。训练时将玩具放在宝宝手附近，然后逐渐扩大宝宝上肢与玩具之间的距离（图3.105E）。

（3）肩关节主动运动：宝宝取俯卧位，胸腹部放一柔软的小滚筒，将各种

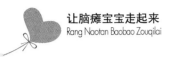

小玩具放置于宝宝面前，诱导宝宝伸手抓取，以达到上肢伸展和支撑体重的目的（图3.105F）。

（4）肩关节关键点控制：让宝宝双下肢呈外展位，然后屈曲两侧下肢并将其压向腹部，可以促通上肢向前方伸出的动作，使两只手容易合在一起，促通正中位指向的发育（图3.105G）。

在上述训练过程中，若宝宝能够用手接触地面，可让宝宝双手触地并维持一定时间，以增加上肢持重能力。

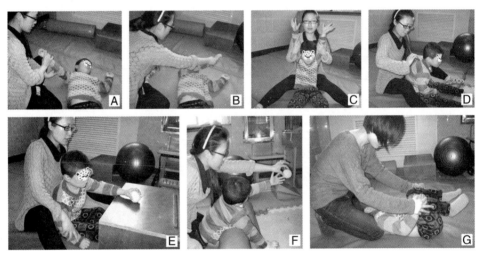

图3.105 胳膊总是向外展的调整方法

A–D. 肩关节被动活动；E. 上肢伸展主动运动；F. 肩关节主动运动；G. 肩关节关键点控制

宝宝的胳膊总是弯着的调整方法

（1）肘关节被动运动：宝宝取坐位或仰卧位。对于肌张力高的宝宝，家长应托住宝宝肘关节，敲打刺激上臂后侧伸肌，握住宝宝小臂进行反复牵拉，使宝宝胳膊持续牵拉伸直（图3.106A）。该动作的关键是宝宝肘关节的高度应与宝宝肩关节高度相同，宝宝前臂的重力作为主要的牵拉力量。

（2）肘关节主动运动：可以使用各种小玩具，家长协助宝宝把玩具放进前方的小桶内，并逐渐增加玩具的重量，以此来增加肘关节的活动能力（图3.106B）。

或宝宝俯卧位，家长在宝宝的腹部下方放置一小圆滚筒，以此辅助宝宝手支撑或四点支撑，同时给予宝宝肩部一定压迫，以诱发肘关节伸展和上肢的抗重力支撑（图3.106C）。

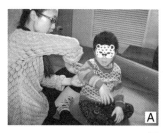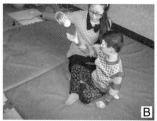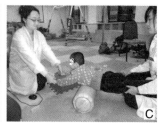

图 3.106　胳膊总是弯着的调整方法

A. 肘关节被动运动；B-C. 肘关节主动运动

宝宝的脚总是向下绷直的调整方法

因为小腿三头肌（小腿肚子）肌张力高，导致踝关节过伸，无法勾脚，脚往下绷直，摸上去感觉腿肚子很硬。调整方法如下：

（1）仰卧位牵拉小腿：采用肌肉牵拉技术对小腿三头肌进行反复牵拉和持续性牵拉（图3.107A）。宝宝取仰卧位，家长用下肢固定宝宝双下肢，用一手压住宝宝膝部，另一手压住前脚掌，将宝宝下肢抬起90°后，足跟倚靠在家长肩部，利用躯干的重力下压宝宝的足底前部，进行反复牵拉或持续地牵拉（维持下压动作30秒至1分钟）。

（2）屈髋屈膝牵拉小腿：如果宝宝的下肢的肌张力过高，可以取仰卧位，家长先屈曲宝宝的髋关节和膝关节，然后对踝关节进行牵拉，既屈髋屈膝的条件下屈踝（图3.107B）。

（3）俯卧位牵拉小腿：宝宝取俯卧位，家长在反复屈曲宝宝的膝关节同时，对小腿后面的肌肉进行牵拉。牵拉过程中家长应根据宝宝是否存在足内翻或外翻，调整抓握宝宝足的方向，以避免虽然牵拉了小腿三头肌却加重了足的内、外翻（图3.107C）。

（4）坐位下牵拉小腿：宝宝坐于家长腿上或小凳上，家长一手向下压宝宝

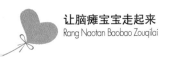
的膝部，一手放于足底，向上牵拉（图 3.107D）。

（5）蹲位下牵拉小腿：可以使宝宝取蹲位，两脚之间的距离与肩同宽，足尖略向外。家长位于宝宝后方，双手控制宝宝膝关节内侧作身体前后或左右移动（图 3.107E）。

（6）弓步下推动膝关节或髋关节：在辅助下能够站立的宝宝，可以采取弓步，前后或左右推动宝宝的膝关节或髋关节，宝宝在重心移动的过程中也可以降低小腿三头肌（小腿肚）的肌张力（图 3.107F）。

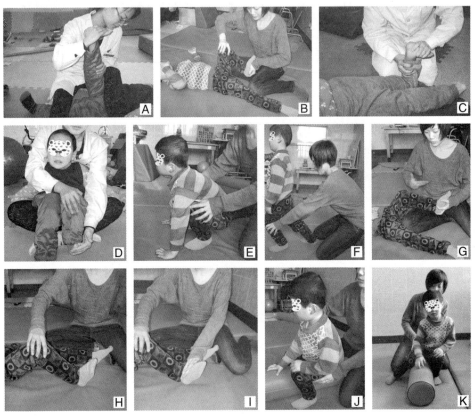

图 3.107　脚总是向下绷直的调整方法

A. 对小腿三头肌进行反复和持续性牵拉；B. 屈髋屈膝牵拉小腿；C. 俯卧位牵拉小腿；D. 坐位下牵拉小腿；E. 蹲位下牵拉小腿；F. 弓步下前后或左右推动膝关节或髋关节；G. 刺激胫骨前肌；H. 主动勾脚训练；I. 踝关节全范围抗阻运动；J-K. 滚筒上牵拉

（7）刺激胫骨前肌：宝宝取仰卧位，家长快速叩击胫骨前肌肌腹（小腿前外侧），以诱发肌肉收缩（图 3.107G）。家长同时对宝宝的踝关节进行反复地背屈、跖屈运动，以达到刺激胫骨前肌的目的。

（8）主动勾脚训练：宝宝取仰卧位，家长协助其完成勾脚动作。完成良好时，让宝宝取坐位于小椅子上，进行勾脚训练（图 3.107H）。若宝宝可完成抗阻力运动，家长应在宝宝足背施加适当的阻力，使宝宝完成踝关节全范围的主动运动（图 3.107I）。

（9）滚筒上牵拉：宝宝骑在滚筒上，以髋关节和膝关节作为关键点进行被动屈曲的同时，使小腿三头肌肌张力降低、踝关节活动范围扩大（图 3.107J-K）。家长也可以协助宝宝左右晃动圆滚，以扩大踝关节活动范围。

宝宝的大腿总是向前屈曲的调整方法

因为髂腰肌（大腿根部肌肉）张力过高，导致髋关节总是屈曲，宝宝一抬腿，整个腿就抬得过高，不容易放下，甚至安静的状态下，宝宝的大腿也是屈曲的。可通过以下训练进行调整。

（1）对髋关节周围肌肉进行牵拉：宝宝俯卧于球上，家长将宝宝两侧膝关节置于自己身体两侧，使宝宝双下肢分开（图 3.108A）。

（2）推球训练：可在宝宝面前放置一个大球，家长控制住球后，使宝宝主动反复推球，在推球的过程中宝宝的髋关节会重复屈曲和伸展（图 3.108B）。

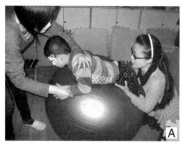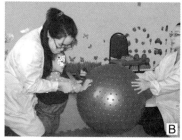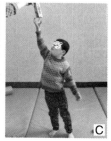

图 3.108　大腿总是屈曲的调整方法

A. 对髋关节周围肌肉进行牵拉；B. 推球训练；C. 髋关节伸展训练

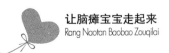

（3）髋关节伸展训练：宝宝取站立位，家长拿玩具从侧方递给宝宝，玩具的高度要高于宝宝头部，同时用语言鼓励宝宝抓取玩具，在宝宝上肢外展外旋位和抬头时，促使宝宝的躯干和髋关节产生协同性伸展（图3.108C）。

"剪刀步"的调整方法

大腿内收肌的张力过高，导致宝宝一走路就交叉，形成"剪刀步"。

调整方法如下：

（1）牵拉内收肌：宝宝仰卧于楔形垫上，家长用自己的腘窝控制宝宝一侧膝关节，双手控制宝宝另一侧下肢，依次屈曲宝宝髋关节、膝关节和踝关节，进而外展外旋下肢；然后伸展下肢同时保持踝关节背屈姿势，维持一定时间后回到起始位（图3.109A）。该动作应反复进行以达到牵拉内收肌的目的，并注意循序渐进，角度从小到大。

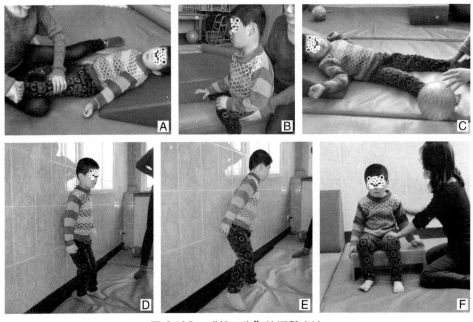

图 3.109 "剪刀步"的调整方法

A. 牵拉内收肌；B. 持续性牵拉内收肌；C. 主动牵拉运动；D-E. 横向行走；F. 缓解内收肌张力训练

（2）持续性牵拉内收肌：宝宝骑在玩具木马或者滚筒上进行适量运动，起到持续性牵拉内收肌的作用（图3.109B）。

（3）主动牵拉运动：宝宝仰卧位或侧卧位，家长手中拿一玩具放于宝宝下肢外侧，用语言指导宝宝踢玩具，以此达到宝宝主动牵拉内收肌的作用（图3.109C）。

（4）横向行走：对于具有步行能力的宝宝，可以使其扶墙壁横向行走，在运动中主动牵拉内收肌，此项训练可促通宝宝的运动感知和运动认知能力（图3.109D-E）。

（5）缓解内收肌张力训练：宝宝坐在小椅子上，屈曲髋关节和膝关节，可降低内收肌的肌张力（图3.109F）。

宝宝一走路膝盖就往后绷直的调整方法

因为大腿前面的股四头肌的张力过高，肌力弱或者说大腿后面的股二头肌肌力太弱，造成膝关节控制不好。调整方法如下。

（1）被动运动：宝宝仰卧位于楔形垫上，家长反复屈曲、伸展宝宝的膝关节，屈曲时要使小腿尽量贴近大腿后侧，以此牵拉大腿前面的股四头肌（图3.110A）。

（2）刺激大腿后部肌肉：宝宝取俯卧位，家长对宝宝大腿后部的肌群进行快速叩击，诱发腘绳肌（大腿后部肌肉）收缩，再反复屈膝（图3.110B-C）。

（3）压迫股四头肌：宝宝取坐位于小椅子上，家长轻轻压迫股四头肌（大腿前面的肌肉），以此降低股四头肌肌张力（图3.110D）。

（4）主动屈伸膝训练：宝宝取仰卧位，主动做反复屈曲和伸展膝关节的动作，如果因肌力低导致运动范围过小，家长协助宝宝进行膝关节屈曲、收缩的反复运动，以达到刺激腘绳肌收缩的目的，对腘绳肌进行运动感知觉的训练（图3.110E）。

家长也可以压迫同侧大腿内侧肌腹，诱发髋关节和膝关节屈曲（图3.110F）。

若宝宝能够完成抗部分阻力的屈膝运动，家长应在治疗时做膝关节屈曲的

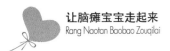
抗阻运动训练（图3.110G）。

（5）膝关节屈曲训练：在家长的保护下，宝宝于斜坡向下行走两步后站立，此时宝宝的踝关节作为关键点呈跖屈状态（脚掌向地面踩时的动作），可使大腿前面的股四头肌肌张力下降致膝关节呈屈曲状（图3.110H）。

宝宝取站立位，家长使用双手将宝宝的腘窝拉向前方至膝关节屈曲位，使膝关节保持屈曲位站立（图3.110I）。该方法可以增加腘绳肌（大腿后面的肌肉）等长收缩的肌力。

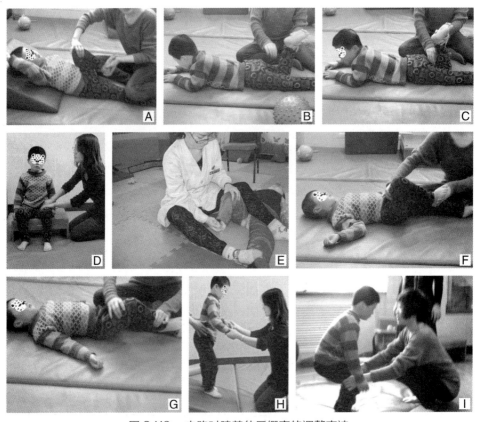

图3.110　走路时膝盖往后绷直的调整方法

A.被动运动；B-C.刺激大腿后部肌肉；D.压迫股直肌；E.主动屈伸膝训练；F.压迫大腿内侧；G.抗阻运动；H-I.膝关节屈曲训练

宝宝站立时腿就弯着的调整方法

（1）膝关节被动伸展屈曲运动：宝宝坐于小椅子上，家长控制宝宝下肢，对宝宝的膝关节进行反复、快速的伸展、屈曲运动（图 3.111A-C），以达到刺激股四头肌收缩的目的，并对股四头肌（大腿前面的肌肉）进行反复收缩与伸展，达到增强肌力的目的。

（2）刺激伸腿训练：家长快速地叩击宝宝的大腿前面股四头肌，以诱发股四头肌收缩（图 3.111D）。

（3）膝关节伸直训练：宝宝取坐位于小椅子或滚筒上，在家长的协助下进行蹲起训练，以增加股四头肌（大腿前侧大块肌肉）等张收缩肌力。若宝宝无法完成蹲起，或站立时膝关节仍然屈曲，家长应指导宝宝利用上肢的力量扶住椅子背，帮助宝宝完成伸展膝关节（图 3.111E-F）。

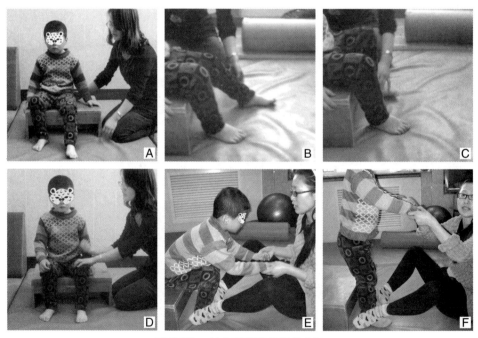

图 3.111　站立时腿弯的调节方法

A-C.膝关节被动伸展屈曲运动；D.快速叩击股四头肌诱发收缩；E-F.膝关节伸直训练

81

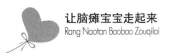

宝宝坐着总是圆背和前倾的调整方法

（1）腰腹肌运动感知训练：宝宝取仰卧位，家长控制宝宝的肘关节将其从仰卧位牵拉至坐位（图3.112A），以此对宝宝的腰腹肌进行运动感知觉的训练。

（2）躯干抗重力训练：宝宝取坐位，家长向下轻压宝宝的肩部，诱发宝宝躯干伸展（图3.112B）。

（3）刺激背部肌肉训练：宝宝取坐位，家长对宝宝的肩部周围、脊柱两侧、腰部进行反复敲打刺激，以增强后背与腰部的肌肉力量（图3.112C）。

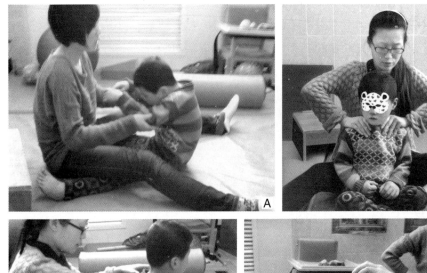

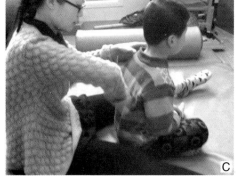
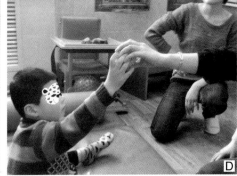

图3.112　坐位时圆背和前倾的调整方法

A.腰腹肌运动感知觉训练；B.双手下压肩部；C.交替性叩击；D.纠正圆背训练

（4）利用上肢外展运动训练：宝宝取坐位，家长将玩具从宝宝的外侧上方递给宝宝（图3.112D），在宝宝抬头和上肢外展、外旋的过程中，诱发出躯干抗重力伸展。

宝宝"W"形坐位的调整方法

"W"形坐姿，就像英文字母"W"的坐姿，患儿双下肢向后屈曲外旋，双腿分开，坐于两腿之间。

（1）牵拉髋关节：宝宝仰卧于楔形垫上，家长控制宝宝一侧踝关节和膝关节，对另一侧髋关节进行外展外旋（脚尖朝外）的反复牵拉（图3.113A），牵拉的范围应逐渐增大，以宝宝感受不到疼痛为限，牵拉到最大范围时坚持一分钟再反复，双侧交替进行。

（2）髋关节外展：宝宝侧卧或者仰卧位，双下肢并拢，抬起上侧（一侧）

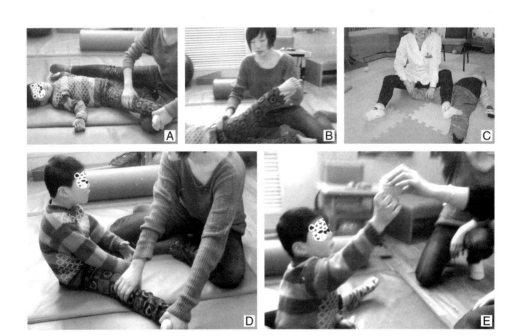

图3.113　"W"形坐位的调整方法

A. 牵拉髋关节；B-C. 髋关节外展；D. 促进髋关节外展；E. 躯干伸展促髋伸展

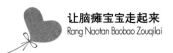
的下肢，反复做外展、内收，以增加下肢外展外旋肌群的肌力，双侧交替进行。开始的时候家长可以辅助宝宝做（图3.113B-C）。

（3）坐位髋关节外展训练：宝宝取直腿坐位，家长屈曲宝宝踝关节，以此关键点增加髋关节的外展外旋角度（图3.113D）。

（4）躯干伸展训练：还可以把玩具从侧方高处递给宝宝，宝宝在取玩具的过程中肩关节外展、外旋，整个躯干也由屈曲变为伸展（图3.113E）。

手足徐动型宝宝的训练要点

手足徐动型宝宝是脑瘫宝宝里面较难恢复自理能力的类型，康复训练受到神经反射和姿势发育的严重阻碍，训练时会困难重重。重点需要进行姿势固定刺激脱敏疗法：采用"抱球"姿势，家长固定好宝宝后，给予背部对称性刺激（脊柱两侧均需要刺激），减少脊柱侧弯反射的影响；手掌刺激，用毛刷、粗布等反复对手掌心进行刺激，诱发手张开；内收肌刺激，可采用骑马、坐在大球上或直接刺激内收肌，也可坐在家长腿上进行。仰卧位时，直接对髋关节进行对称性压迫刺激；俯卧位时对臀部进行压迫刺激，诱发抬头。在固定好姿势的条件下，进行音乐、言语刺激，提高对外界环境的耐受性。手足徐动型宝宝的智力一般正常，采用引导式教育方法，喊出动作的口令，效果更好。

第四章
作业疗法

 1 什么是作业疗法？

作业疗法治疗技术是根据患者的功能障碍情况，有针对性地从日常生活活动、工作或生产劳动、休闲活动中选择一些作业，对患者进行训练，以恢复其独立生活能力的一种康复治疗和方法。

由于患儿在解剖、生理、心理、社会作为等方面尚未发育成熟，且随着年龄的变化而发生变化，因此针对患儿疾患的作业疗法，应是以活动为手段去恢复、维持或重新开发因病、残而丧失的功能。当功能恢复无望时，则需要设计、制作并提供相应的辅助器具来帮助代偿。就具体治疗的措施来说需要"治疗—游戏—教育"相结合。对脑瘫患儿的作业疗法着重于训练患儿随意地、有目的地、有效地使用上肢和手，最大限度地提高其生活自理能力，改善其感知、认知能力，培养其学习与社会交往能力。

 2 肩关节需要做什么训练？

正常婴儿的发育规律是从头到尾，由近到远，肩关节的活动对于患儿的翻

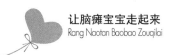
身、爬、坐、行走均起到重要的作用，肩关节是全身最灵活的关节，也是日常生活中不可或缺的关节。

俯卧位重心转换训练

方法：宝宝取俯卧位，用双肘支起上身，做左右、前后的重心转移（图4.1）。

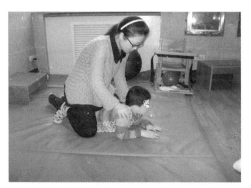

图 4.1　俯卧位重心转换训练

俯卧位前后爬行训练

方法：宝宝俯卧在滚筒上，家长抬起宝宝下肢或将宝宝双腿分开放于腰部，宝宝双手交替支撑，做向前、向后爬行的动作（图4.2）。

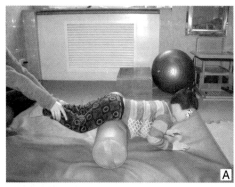
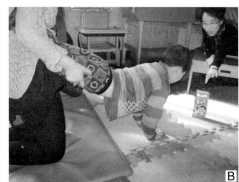

图 4.2　俯卧位前后爬行训练

俯卧位单侧手活动训练

方法：宝宝俯卧于滚筒上，一手支撑于地面上，另一手做些活动，如从家长手里拿东西、玩球等。家长在支撑侧的肩部施以适当的压力（图4.3）。

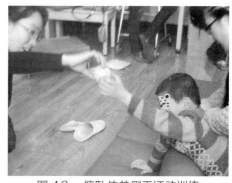

图4.3　俯卧位单侧手活动训练

坐或站位对推训练

方法：坐或站位下，宝宝双手与家长的双手共持一根木棒，做对抗性推的动作；或者宝宝的手掌与家长的手掌对推，保持胳膊伸直（图4.4）。

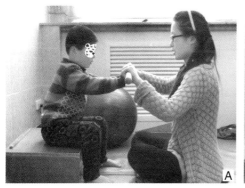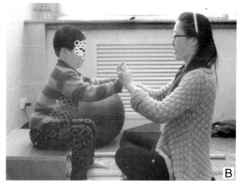

图4.4　坐或站位对推训练

俯卧位躯干前移、侧移训练

方法：宝宝俯卧位，家长坐在其后方，首先使宝宝用手掌支持体重，家长可用双手掌支持宝宝的两肩部或骨盆部，使宝宝两下肢外展并分别放于家长体侧。家长双手也可放于宝宝后背部的外缘或者骨盆外缘，向对侧后背方向推，或者向前、向后推，促通躯干部分体重向前后、侧方移动及躯干向侧方的矫正活动（图4.5A-B）。

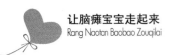
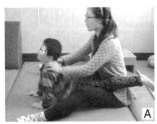
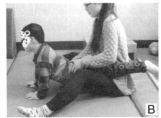
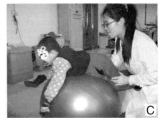

图 4.5　俯卧位躯干前移、侧移训练

A-B. 俯卧位训练；C. 球上训练

　　同样的方法，可将宝宝放于球上，随球的滚动，宝宝身体向前，两手在前方支持体重（图 4.5C）。

提高肩背部周围肌群的力量训练

　　方法：在不同体位下，对肩背部的挤压，被动负重，加强肩背部肌肉群的力量，同时也增强了肩背部的深感觉（图 4.6）。注意肘关节一定要固定好，让身体的负重感在肩背部，而不能让肘关节进行代偿。

肩背部前伸训练

　　主要训练方法如下。

　　（1）抱球姿势：让宝宝取坐位或蹲位，低头使肩部前突，双上肢置于前方，使宝宝全身成为屈曲模式（图 4.7A-B）。

　　（2）宝宝坐于凳子上，让宝宝用足部负荷体重，家长在宝宝身后，握持宝宝两侧骨盆部，之后抬起自己身体成为接近立位的体位（图 4.7C）。用腹部和上肢保持宝宝头部和肩胛带前突姿势。可抑制颈部和躯干部过度伸展和肩背部后倾。

　　（3）宝宝坐于凳子上，家长在宝宝对面跪坐位，使宝宝双上肢伸向前方，并使宝宝上半身前倾，肩背部前突（图 4.7D）。

　　（4）宝宝坐于凳子上，家长在其前方呈双膝立位。用两手从前方去扶持宝宝两侧骨盆，并用自己的腹部使宝宝头部前屈，并使宝宝两上肢向前使肩

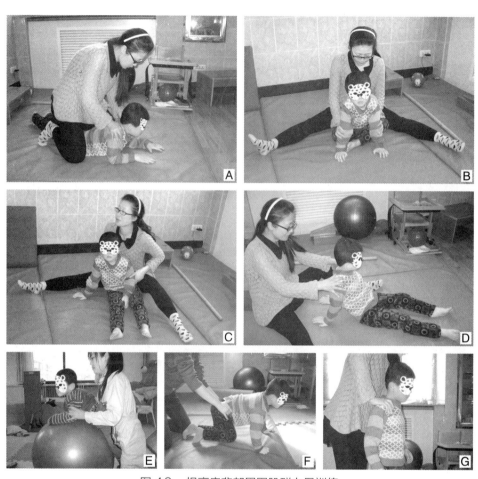

图 4.6 提高肩背部周围肌群力量训练

A. 肘支撑位肩部挤压；B. 盘腿坐双手支撑；C. 侧坐位手支撑；D. 坐位后支撑；E. 球上肘支撑；F. 四点支撑；G. 站立位肩部挤压

背部前突（图 4.7E），这样就更充分地抑制了肩背部后倾以及颈部、躯干部过度伸展。

（5）在宝宝从坐位站起时，为了保持肩胛带前突，家长在其前方用一只手握持宝宝两只手，将伸展的两上肢向前方牵拉，使上半身前屈。另一只手向后方推压宝宝的腹部，抑制肩背部后缩和躯干过度伸展。并可在这种状态下使宝

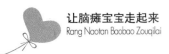
宝练习步行，家长退行同时一手向前牵拉宝宝的两只手，一只手向后推宝宝的
腹部，缓慢地练习迈步（图4.7F）。

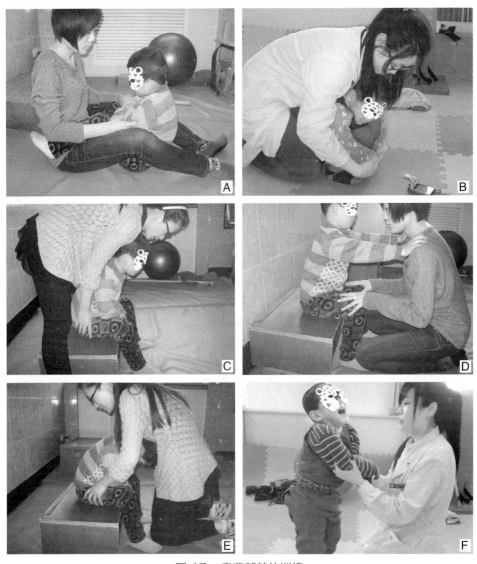

图4.7　肩背部前伸训练

　　A-B. 全身屈曲，使肩背部前伸；C.头部和肩胛带前伸；D.上半身前倾，肩背部前突；E.肩
背部前伸；F.上半身前屈，肩胛带前突

肩背部后伸训练

（1）双手握持宝宝的双肩胛带处并将其向后方牵拉，使之向后方伸展（图4.8A）。

（2）宝宝俯卧位，家长膝立位，牵拉宝宝的双上肢，使其胸部离床，肩胛带后倾，可抑制其前突，同时促通抗重力伸展（图4.8B）。

（3）宝宝与家长前后坐于凳子上，将宝宝两上肢拿到其身后呈前臂旋后位双手支撑于长条凳上（即支撑时两手指尖朝向后方，图4.8C–D）。这时家长可控制宝宝两肩部，给予压迫，以防止宝宝再次出现屈肌痉挛模式。

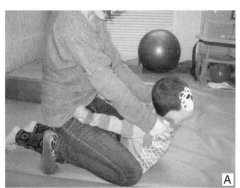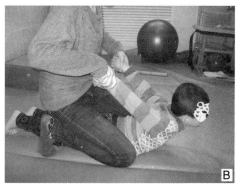
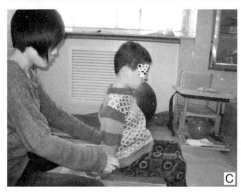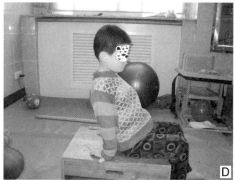

图4.8　肩背部后伸训练

A. 肩背部后伸；B. 牵拉双上肢；C–D. 双上肢置身后，前臂旋后

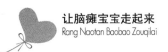
肩关节的上举运动

（1）宝宝取仰卧位，家长一手握住宝宝的上臂，另一手握住前臂，然后沿着宝宝身体的中线慢慢地向上举，并不断地用语言诱导"胳膊用力向上抬"，直到接近同侧耳缘为止。一次可持续 6 ～ 10 秒钟。或者一手握住手掌，另一手轻叩肩膀前面，并不断地用语言刺激，"抬、抬、抬"，直到抬举到最大限度为止（图 4.9A-B）。

（2）宝宝坐位，家长坐于其前方，握持宝宝患侧的手，向上方和侧方牵拉，家长感觉到自己手上负荷逐渐变轻（图 4.9C）。

（3）宝宝取立位，首先使其两下肢同等负荷体重，家长站立于其患侧，以

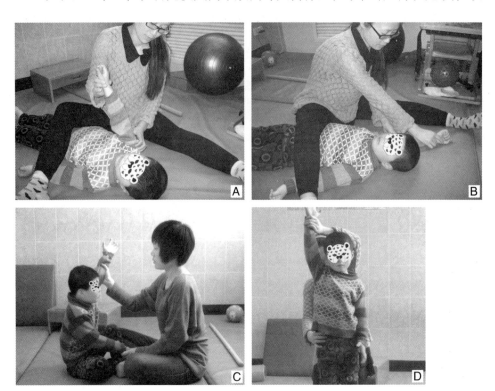

图 4.9　肩关节的上举运动

A-B. 肩关节的被动和主动运动；C. 上肢上方和侧方牵拉；D. 立位上肢外展、外旋位上举

右侧偏瘫的宝宝为例说明操作方法。家长用自己的左手握持宝宝患手，使该侧上肢保持外展、外旋位并举向上方，用右手扶持患侧的骨盆带，使体重移动至患侧并确实地负荷于患侧下肢上（图4.9D）。

肩关节内旋训练

方法：首先使前臂处于旋后的状态（手心朝下），然后使两侧肩关节完全的内旋图（4.10）。用于脑性瘫痪不随意运动型宝宝，可以抑制其全身伸肌的痉挛。

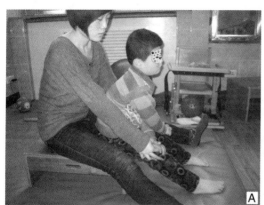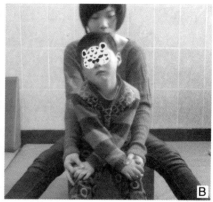

图4.10　肩关节内旋训练

肩关节外旋训练

方法：首先使前臂处于旋后的状态（手心朝下），然后使两侧肩关节完全外旋。此训练对于痉挛型宝宝，可以抑制全身的屈曲模式，促进全身的伸展模式（图4.11）。

上肢水平外展训练

（1）宝宝坐于凳子前端，家长站于其后，一膝屈曲顶住宝宝胸腰椎移行部，握持两手使两上肢缓慢地向两侧侧平举，然后慢慢地落下，可促通脊柱的伸展运动（图4.12A）。

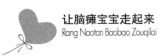
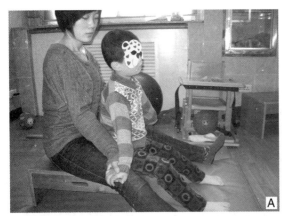
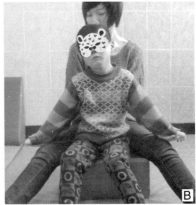

图 4.11　肩关节外旋训练

（2）宝宝立位，家长在其后方辅助宝宝将两上肢伸展，手心向上，向侧方平举，可促通脊柱伸展，并进行上肢伸展、外展的练习（图 4.12B）。

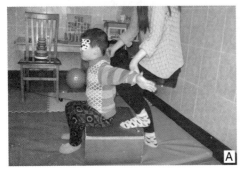
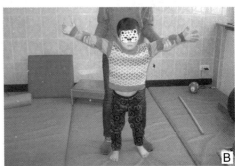

图 4.12　上肢水平外展训练

A. 上肢水平外展；B. 两上肢伸展，侧方平举

 肘关节需要做什么训练？

肘关节伸直、肩部前伸训练

方法：诱发肘关节伸直，肩部前伸，伸直整个胳膊够物，或触碰前方某一

东西，如推倒前面的玩具、敲木琴、拍鼓等（图4.13）。

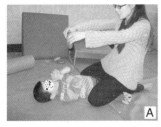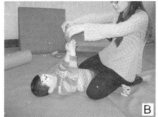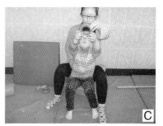

图 4.13　肘关节伸直、肩部前伸训练

伸手击掌训练

方法：对于年幼的宝宝，可将其抱坐于腿上，让其伸手击拍家长的手掌（图4.14）。注意控制姿势。

手掌对推训练

方法：伸直胳膊，让宝宝的手掌与家长的手掌对推（图4.15）。注意一定要保持胳膊伸直。

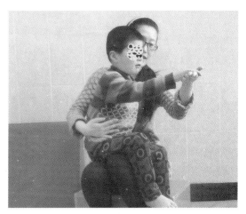

图 4.14　伸手击掌训练

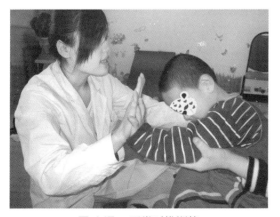

图 4.15　手掌对推训练

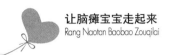
肘关节的主动和被动运动训练

方法：家长一手握住宝宝的胳膊肘，然后用语言提示"伸伸、屈屈"，并提示手臂用力，诱导宝宝自发性的伸屈动作（图 4.16）。当宝宝的胳膊力量更强大的时候，可以在宝宝手臂上绑一个沙袋进行负重训练。

肘关节伸直固定训练

方法：用硬纸壳剪成合适的长度，固定宝宝的胳膊（图 4.17），防止胳膊总是弯着；然后再让宝宝进行手部的活动。

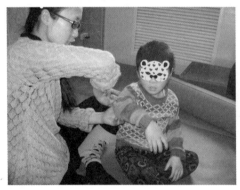
图 4.16　关节伸屈运动训练

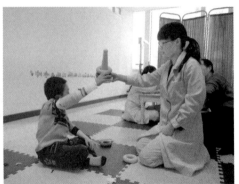
图 4.17　肘关节伸直固定训练

 前臂需要做什么训练？

（1）前臂旋前、旋后的训练：让宝宝的前臂左右转动，提示宝宝的手掌向上、手背向上。可以在宝宝的手心和手背上贴不同的图片，让其按照指令翻出不同的图片（图 4.18），也可翻扑克牌。

（2）让宝宝的前臂左右转动，如让宝宝开水龙头、圆锁，左右拧动（图 4.19）

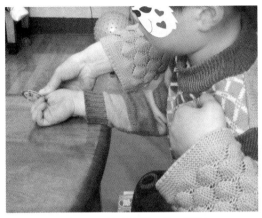

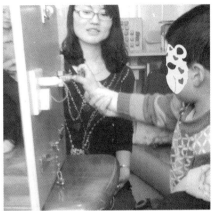

图 4.18　前臂旋前、旋后训练　　　　图 4.19　前臂左右拧动训练

 腕关节需要做什么训练?

（1）腕关节的被动活动：训练时，家长先做示范，再不断地诱导宝宝"手指伸直，手背用力向上抬"，主动地完成背屈这一动作。然后再让宝宝"手掌用力向下"，引导宝宝自发性地完成掌屈（图 4.20A）。如果手指伸不直，先让宝宝呈握拳状以完成背屈、掌屈；也可由家长扣握住宝宝的手，使其拇指外展，腕关节被动活动呈 60°，进行掌屈、背屈活动，以达到腕关节动作灵活的目的。

（2）腕关节上抬够物（图 4.20B）。

（3）墙上指物（图 4.20C）。

（4）宝宝把物品拿起传给家长（图 4.20D）。

（5）套圈训练（图 4.20E）

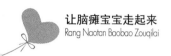

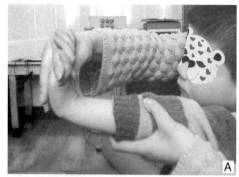
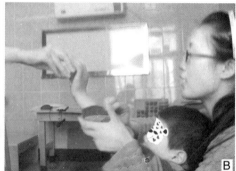
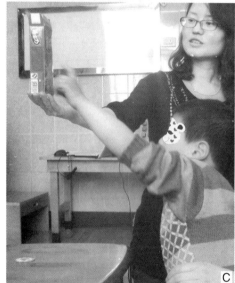
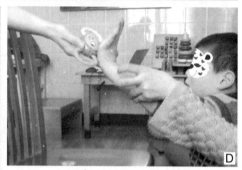
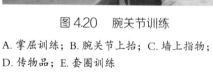
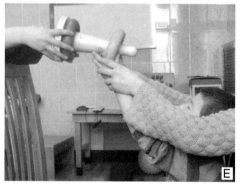

图 4.20　腕关节训练

A. 掌屈训练；B. 腕关节上抬；C. 墙上指物；
D. 传物品；E. 套圈训练

 手要做哪些训练？

（1）诱发手到口的动作，双手交叉互握，让宝宝做双手触摸口部的动作。鼓励宝宝手抓食物，或将一些食物涂在手指上，做手到口的动作（图 4.21）。

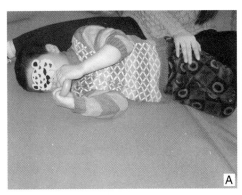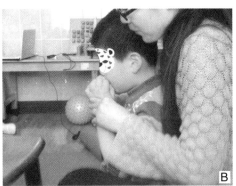

图 4.21　双手交叉触摸口部

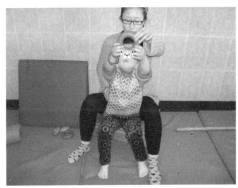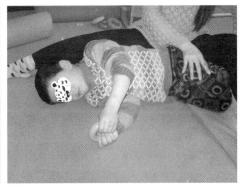

图 4.22　双手中线上活动　　　　　图 4.23　双手握物

（2）诱发双手在中线上的活动：将物品置于宝宝前方正中间，诱发宝宝双手共同完成任务（图 4.22）。

（3）双手推物：侧卧位下，让宝宝肩前伸，用手玩物，或用手去触碰另一只手及身体的某一部位（图 4.23）。

（4）双手交叉互握训练：仰卧位，保持双手交叉互握状态，或用两手同时触碰胸上方的物体，或双手轮流抓放一物件。双手操控简单的玩具（图 4.24）。

（5）手精细运动训练：在治疗中，可以通过使用有趣的玩具和自己的面部器官来帮助宝宝练习视觉固定、视觉跟踪和手—眼的协调，并且要经常与宝宝保持视觉接触（图4.25），比如将物品贴在脸上，按命令指出各器官位置。

（6）手指控制的训练：为上肢获得更好的控制能力，增强上肢的感觉，在一个好的姿势下，用手和膝来

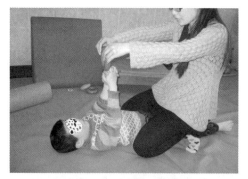

图 4.24　双手交叉互握训练

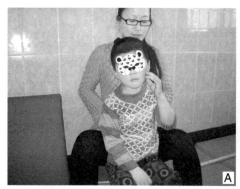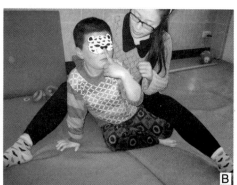

图 4.25　手精细运动训练

爬（图4.26A）。

其他如：家长提起宝宝的双脚，嘱咐其用双手走路（图4.26B）。

练习拍手或拍大腿（图4.26C）。

用油、布或是刷子擦刷手臂、手及每一只手指（图4.26D）。

把每只手指插入黏土中或者豆子里面（图4.26E）。

用手指撑开橡皮筋（图4.26F）。

捏衣夹（图4.26G）。

在装有沙子或豆子的容器中寻找小物件（图4.26H）。

（7）用于促进手抓放物件及手—眼协调的活动：将宝宝的手握紧，于其小

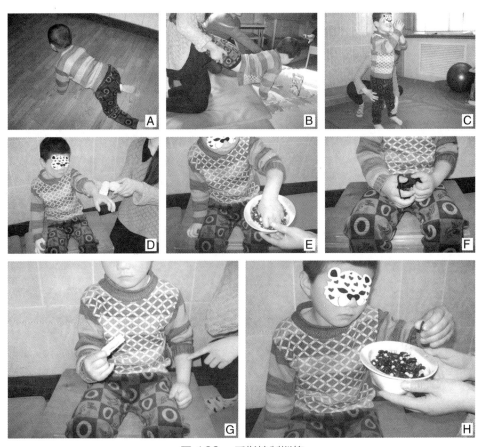

图 4.26　手指控制训练

A. 手指控制；B. 双手走路；C. 拍手或拍大腿；D. 擦刷上肢；E. 手指插入豆中；F. 手指撑皮筋；G. 捏衣夹；H. 寻找小物件

指背侧向手腕方向推挤用力，可以诱发手掌打开（图 4.27A）。

如果宝宝能将手掌打开，但抓持物件困难，可以将一根稍长的圆柱形物件放其手掌内，帮助弯曲手指，使能抓住物件，并保持拇指处于对掌位，数秒钟后，慢慢减少对手部的帮助，同时向上拉动物件，使宝宝的手指产生对抗，或在侧面扭动该物件。当宝宝已有较大的抓握力时，让其继续练习抓握几次（图 4.27B）。

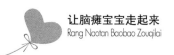
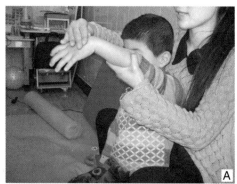
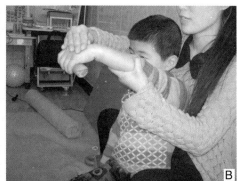

图 4.27　促进运动

将不同大小、形状、颜色的套圈放在位置上，或移动穿挂在一根铁丝上的小物件。

（8）用于手指分离性运动控制的活动：如捡拾小玩具、珠子或豆子，并将其放入狭小开口的容器内（图4.28A）。

也可以让宝宝手指头蘸颜料印指印，手指弹弹珠，或往手指上套指环。使用需要个别手指控制的玩具或用品帮助练习，如琴键、笛子、计算机键盘等（图4.28B）。

单个手指的游戏，可用眼睛或不用眼睛来引导，并保持其他手指弯曲在手掌内（图4.28C）。

翘起单个手指并摆动（图4.28D）。

堆砌积木、玩智力拼图（图4.28E）。

与日常生活活动相结合，如练习拉拉链、扣纽扣等（图4.28F）。

做描图练习、写字练习，笔杆可以由粗到细（图4.28G）。

（9）握拳运动：五指在胸前弯曲成拳→五指伸展、掌心向外→手心转向内、弯曲成拳→自然伸展五指（图4.29）。

（10）交叉握手运动：两手胸前交叉，手心相对，手指向外，相互握紧；两手交换位置练习。（图4.30）。

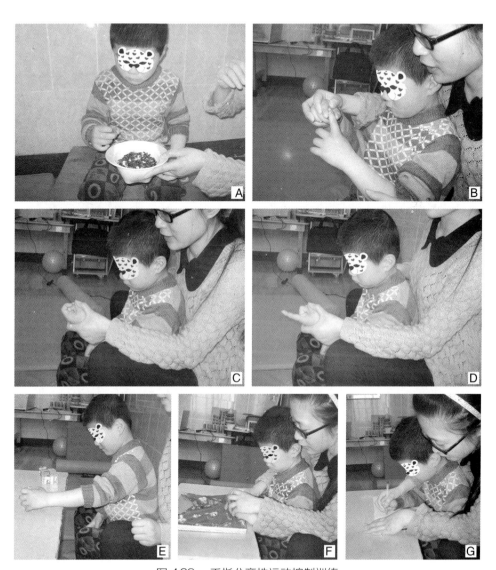

图 4.28　手指分离性运动控制训练

　　A. 捡拾小玩具；B 套指环；C. 单个手指活动；D. 单个手指摆动；E. 堆积木；F. 手的训练；G. 书写的训练

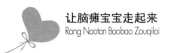
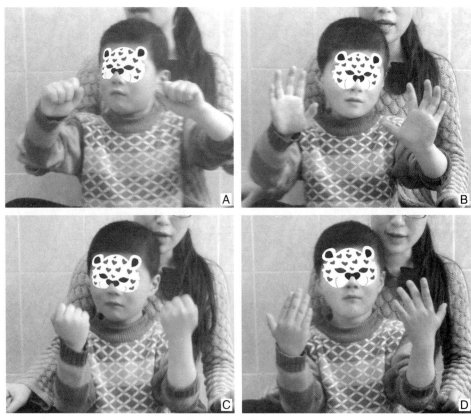

图 4.29　握拳运动

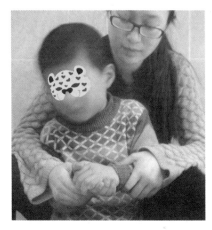

图 4.30　互握运动

练习手的动作有哪些注意事项?

（1）有很多手的精细动作是在坐位下完成的，因此，在开始手精细功能训练之前，要先训练宝宝获得良好的坐位平衡与保持良好坐位姿势的能力；或在训练时，提供适当的坐椅和桌子，以帮助其获得良好的姿势控制。

（2）从事单侧手活动时，要将另一侧手摆放在恰当的位置上，以帮助宝宝维持正确的姿势与肌肉张力。

（3）考虑操作物件的大小、质地、重量与形状。这是因为手运动的控制开始于感觉输入，不同的感觉探索有利于促进手功能的发展。

（4）鼓励采用双手性活动。

（5）动作难度应设置在宝宝通过努力就能完成的范围，难度过大，会让宝宝产生压力，而这种压力会诱发或加重痉挛和联合反应，从而使得姿势控制与动作训练效果更差。

第五章
言语训练

1 什么是言语训练？

　　语言是人类社会中约定俗成的符号系统，以字形为要素，以词汇为基本单位，以语法结构为规律组成的体系，包括口语、书面语和姿势语。言语是语言的主要内容，即说话的能力。言语训练是为了提高患儿的语言表达能力和理解能力，恢复患儿的语言交际能力的一系列训练。

　　语言的发展在婴幼儿认知社会的过程中起到很重要的作用，由于许多患儿运动发育迟缓是大脑损伤造成的，或多或少伴有语言障碍的存在，主要表现在发音功能障碍、语言表达功能障碍及语言发育迟滞。因此，语言治疗在小儿运动发育迟缓的康复治疗中占有较重要的地位。脑瘫患儿语言训练应遵循由易到难的原则，而且还需要家长要有极大的爱心、耐心和毅力。

2 语言障碍的原因有哪些？

　　（1）语言发育迟缓：在脑瘫患儿中，语言发育迟缓的发病率较高。

　　（2）发音器官功能障碍：脑瘫患儿的发音器官运动功能均有不同程度的障

碍，所以发病率也很高。

（3）听觉障碍：以手足徐动症患儿多见，听力检查为临床常规检查，需多次进行，以便确诊检查结果的准确性。

（4）交流意欲障碍：因多次失败的表达，让患儿失去信心。

（5）其他：过度紧张等。

3 构音器官的训练方法有哪些？

构音器官主要指舌、唇、下颌、面部、软腭、喉、肺等。一旦构音器官功能异常，患儿会表现为可以发音，但发音不清楚，如鼻音过重或过轻，几乎所有的构音障碍的患儿都存在一定的舌唇运动不良。

呼吸训练

方法：家长将手掌放在在宝宝两侧胸部稍下方的部位，让宝宝自然呼吸，在呼气快结束时给胸部以压力，使其呼气量增加；在呼气快结束，吸气开始之前给胸部以瞬间压迫，使其掌握吸气的技巧。这样反复训练，可以保持胸部和腹部的协调性，改变其呼吸速度、节律的异常。练习吹口琴、吹喇叭、吹哨子、吹纸条、用吸管在水中吹泡泡等（图5.1），一方面可以引导气流，另一方面可使宝宝得到说话功能所需要的呼气持续时间。

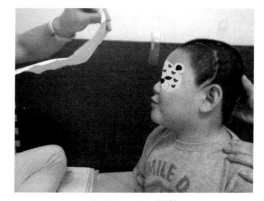

图5.1 呼吸训练

口腔脱敏及嘴唇功能训练

方法：让宝宝做嘴唇的张开、闭和、噘嘴、展唇、鼓腮动作（图5.2）。

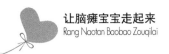
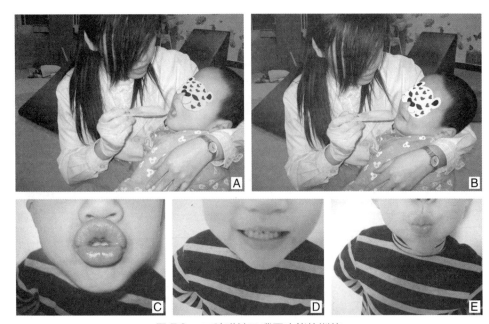

图 5.2　口腔脱敏及嘴唇功能的训练

舌的功能训练

　　方法：让宝宝做舌的前伸、后缩、上举、向两侧运动等（图 5.3）。对于无法完成的宝宝，家长可用手指、平勺或压舌板协助完成。

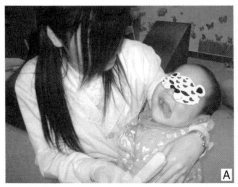
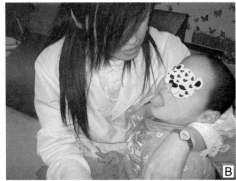

图 5.3　舌的功能训练

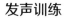

发声训练

方法：发声训练的顺序：先易后难，先元音后辅音，然后是单字、单词、句子、短文。在构音训练的同时，还应注意韵律、四声、音调等的控制。

（1）先练习发双唇音 b、p、m。如不能完成，可用手指帮助宝宝闭合口唇。

（2）其次进行软腭音 k、g 的训练。宝宝可仰卧位，两腿自胸部屈曲，或坐位头后倾，家长可用指腹轻压舌根或用压舌板控制舌尖触及上腭或用手指轻压下颌处。

（3）最后进行舌齿音 t、d、n 的训练。宝宝头前屈，使下颌受到由下至上的压迫，上颌被动上推，用手指固定舌，然后发音训练。

发音训练先从双唇音开始，如 b、p、m，再与元音结合训练，形成 pa、ba、ma，最后是元音辅音结合发音训练，apa、aba、ama 等。

克服鼻音训练

方法：训练引导气流通过口腔，如吹蜡烛、吹小喇叭，或发"啊""咔"音，这样可促进软腭收缩和上举，增强软腭肌张力，促进咽腭部正常闭合，克服鼻音。

4 语言发育迟缓的训练方法有哪些？

脑瘫宝宝语言发育迟缓的训练必须根据其语言发育不同阶段为基础，制订具体的训练计划，进行治疗。训练中要遵循横向扩展、纵向提高的原则。

对可以理解事物名称的宝宝，在单词水平内扩大词汇量，进一步向动词、形容词扩展（横向扩展）；然后将单词与单词组合，学习运用二词句（纵向提高）。比如，见面时向他人说"你好"，分别时道"再见"（横向扩展）；再进一步可以加上"××你好""××再见"（纵向提高）。该训练需要家长的密切配合，尽量把训练的内容应用在生活中并加以巩固，以促进交流行为的发展。

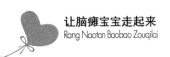
 如何提高宝宝的日常交流能力？

在婴幼儿期，应尽可能早地促进脑瘫宝宝大运动的发育，提高他们的主动性；语言方面不要只限定在言语表达上，要充分利用手势语、表情等可能利用的随意运动，这既可以作为其日常生活交流的手段，也是其语言发育的基础；还要大量地给予他们辨别、判断身边的物品及事物状态的机会，帮助他们参与家庭和社会的活动，鼓励宝宝多和其他小孩一起玩、像其他小孩一样活动。只有这样，才会大大地促进其语言发育，提高其日常生活交流能力。如患儿因表达不清而让周围人群无法理解，从而降低患儿的交流意识，家长需尽早注意，及时纠正和鼓励。

 怎样训练宝宝的代偿性交流能力？

在进行了上述言语治疗后，许多脑瘫宝宝仍不具备言语的表达能力，却具备言语的接受能力；还有的宝宝言语清晰度极差，不能作为交流的手段，这样的宝宝就要考虑建立代偿性交流手段的问题，比如利用图片板、词板、句子交流板、交流器、简单手语等。

 怎样提高宝宝的感知能力？

让宝宝对周围事物充满兴趣，提高对各类事物的感知能力，可以促进语言的发育，加强语言的表达意愿，提高语言表达能力。

视觉训练

方法：让宝宝仰卧，在其胸部上方20～30厘米处用红颜色或黑白对比鲜明的玩具吸引宝宝注意，并训练宝宝视线随物体做上下、左右、圆圈、远

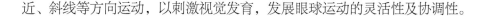

近、斜线等方向运动，以刺激视觉发育，发展眼球运动的灵活性及协调性。

听觉训练

方法：家长可在宝宝周围不同方向，用说话声或玩具声训练宝宝转头寻找声源。母亲可用愉快、亲切、温柔的语调，面对面地和宝宝说话，可吸引宝宝注意成人说话的声音、表情、口形等，诱发宝宝良好、积极的情绪和发音的欲望。可选择不同旋律、速度、响度、曲调或不同乐器奏出的音乐或发声玩具，也可利用家中不同物体敲击声如钟表声、敲碗声等，或改变对宝宝说话的声调来训练宝宝分辨各种声音。要避免突然使用过大的声音，以免宝宝受惊吓。

触觉训练

方法：婴儿面颊、口唇、眉弓、手指头或脚趾头等处对触压觉很敏感，可利用手或各种形状、质地的物体进行触觉练习。光滑的丝绸、粗糙的麻布、柔软的羽毛、棉花、梳齿、粗细不同的毛巾或海绵、几何形状的玩具，均可让宝宝产生不同的触觉，有助于发展宝宝的触觉识别能力。

味、嗅、温度等感知觉训练

方法：在日常生活中发展宝宝各种感觉。如吃饭时，用筷子蘸菜汁给婴儿尝尝；吃苹果时让婴儿闻闻苹果香味、尝尝苹果味道；洗澡时，让宝宝闻闻肥皂香味；用奶瓶喂奶时，让宝宝用手感受一下奶瓶的温度等，均有助于宝宝感知觉的发展。

第六章
其他治疗方法

1 常用的理疗方法有哪些?

神经肌肉电刺激治疗

低频脉冲电流作用于皮肤表面,可刺激神经肌肉引起肌肉节律性收缩,降低肌张力;可刺激感觉神经末梢,传入中枢,以促进发病部位的生物电活动,有利于控制异常的运动,促进正常运动功能的恢复。

每天治疗 1 次,30 ~ 40 次为一个疗程。疗程间休息 7 ~ 10 天,再重复应用。为了取得较好的疗效,必须坚持应用运动疗法、物理疗法等多种手段进行综合治疗,治疗时间不应少于半年。

痉挛肌治疗仪

用于痉挛性瘫痪,降低肌肉张力。一般根据病情,每天治疗 1 ~ 2 次,每次 15 ~ 20 分钟,疗程的长短根据肌肉的改善程度而定,一般 10 ~ 20 天为一个疗程。

水疗法

水疗是利用不同温度、压力、溶质、容量的水，以不同方式作用于人体的治疗方法，对人体的作用主要有温度刺激、机械刺激、化学刺激。在医院患儿常用的是涡流浴、浸浴等。

一般可以在游泳馆或者家里设一个大浴缸、大水盆之类，让宝宝在水里进行治疗。

痉挛性脑瘫的宝宝，可以适当加点舒经活血的中药，水温在 33～38℃。采取舒适体位，将肢体浸入水中，在水中可以配合一些关节活动度的训练，治疗时间根据宝宝的年龄及体质而定，一般每次 10～15 分钟。

肌张力低下的脑瘫宝宝，水温为 25～32℃，加以适当促肌力提高的中药，在水中进行肌力训练。

手足徐动的宝宝，根据目的选择不同水温和部位。以上训练每天 1～2 次，20 天为一个疗程。

 ## 怎样给宝宝进行音乐治疗？

家长是宝宝最好的朋友，最好用愉悦的表情和宝宝交流，如果唱歌就尽量用正确的音调和温柔的声音。在日常生活的各个环节也可以随机灵活地安排一些与音乐有关的活动，如在用餐、户外活动、讲故事、游戏、按摩、游泳的时候播放一些特定的音乐，父母和宝宝做一些互动的音乐活动等，但时间不要太长，也不要给幼儿听立体声音乐。

最开始的时候可以给宝宝进行节奏训练，从最简单的节奏开始，例如拍手训练、点头训练与足部训练，即跺脚、踏步、走步等。平均速度常选择 2/4 拍、4/4 拍、中等速度进行，可以利用节拍器，让宝宝跟着练习；也可以利用录音带，经常播放，使宝宝逐渐熟悉、跟着练习。在宝宝对匀速节奏掌握熟练后，就可以将节奏逐渐加快或者逐渐减慢进行练习了。节奏训练比较好的宝宝，家

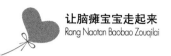

长可以教他们一些简单的歌曲，逐渐随着简单的音乐边唱边打拍子；也可以培养他们使用小鼓小锣、小镲打击出节奏。

当节奏训练效果不错的时候，可选择些适合于宝宝咏唱、容易重复、容易记忆的曲子。最好采用多听的办法，而且要选择适合宝宝趣味的形式，不要使宝宝感到枯燥，避免宝宝刚一接触就产生厌烦的情绪。最好采用配乐歌唱的方式。配乐朗诵也是一个不错的办法。选择形象生动的儿歌，将内容讲解清楚，让宝宝将词学会，能够正确地运用发音、声调讲清楚，然后用平稳的节奏来伴奏，例如用 2/4 拍，熟练以后逐渐变化节奏。朗诵训练的下一个内容是配乐进行，也就是在音乐的伴随下进行朗诵，需要与音乐的速度同步进行。要注意所选择的朗诵词必须朗朗上口、简明通俗、生动活泼、节奏感强。

如果宝宝比较躁动，很难安静，可以选择一些古典音乐，如摇篮曲、小夜曲等。平时的音乐一般以节奏简单、活泼的儿歌为主，比如《两只老虎》《数鸭子》《拔萝卜》《小兔子乖乖》《拍手歌》《世上只有妈妈好》《卖报歌》等，让宝宝随着音乐舞动，跟着音乐唱出来。如果条件允许的话，全家人共同参与，效果更好，要多给宝宝以鼓励。

 ## 3 怎样给宝宝进行文体疗法？

采用文体疗法，可以让宝宝放松，产生兴趣。常用的训练项目有：套圈、钓鱼、挑彩球、掷飞盘、投小皮球、击鼓传球、拍球、传球比赛、吹球游戏、推球进门、投筷进门、击瓶比赛、身体移动比赛、扎气球等。

 ## 4 脑瘫患儿能否做手术治疗？

许多家长因为宝宝的康复进程慢而感到着急，总询问有没有特别好的方法。现在各个医院也大力宣传特色康复，大多以局部手术治疗为主。

手术治疗并不是针对原发病灶和脑细胞进行治疗，而是对因脑瘫造成的身体各关节或者肌肉运动功能问题进行手术矫正治疗。从治疗和运动康复的角度出发，借助外科手术对发生畸形和脱位的关节进行矫正和复位，并配合运动锻炼，才能取得更显著的治疗效果。但千万不能把手术治疗当作一劳永逸的根治方法，而应将手术看作是促进宝宝功能康复的一种手段，是帮助达到最佳康复效果的一种途径。

一般来说，下肢手术多在 4 岁以后进行，有时根据特殊情况也可选择在 3 岁以后进行；上肢手术则多在 7 岁以后进行；肌肉与软组织手术应在 6 岁以上进行；进行关节矫正或各种骨性手术，须在 12 岁以上进行。

临床常用的方法主要有神经手术、肌肉肌腱手术和骨关节手术三种选择，可以根据病情选择不同的手术方案。但是外科手术并不是真正意义上的"彻底根治"，其真正目的是促进宝宝的康复功能训练，并最终实现肢体功能的全面恢复。在接受外科手术治疗之后，家长应更清楚地认识到，既然手术已经为宝宝的功能康复训练创造了有利的条件，就应力争把握时机，加紧康复锻炼，这样会取得更好的效果。

5 什么是干细胞移植？

近些年宣传最多的新式疗法——干细胞移植，干细胞移植用于治疗脑瘫的基本作用是恢复受损的神经元细胞，但是在实际临床中仍存在争议，如神经干细胞能否在大脑正确的位置"长"出神经细胞，"长"出来的神经细胞能否长期存活等。人类大脑如此精密，任何一个信号传递都不允许错误，而神经细胞能否准确生长在信号传递的每一个环节是一个巨大的难题，而每次移植进入人体的干细胞有多少能成为有功能的神经细胞尚未有定论。

通常认为，干细胞最适合治疗的疾病主要是组织坏死性疾病，而治疗脑瘫的效果还需要进一步临床认证。经过多年的观察，部分脑瘫患儿经过干细胞移

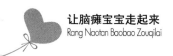
植术后，可以起到降低肌张力的效果，部分患儿大小便的控制有了进步，部分患儿的情绪稳定许多，但是这些孩子都是手术后进行了康复训练，所以编者认为，干细胞移植术或许可以起到部分作用，但是不可能起到根本治疗的目的，经过手术后的患儿，也必须进一步康复锻炼。如果家庭经济环境允许，可以考虑采取干细胞移植技术。

 6 什么是引导式教育？

引导式教育以教学为本，患儿可以自主地、创造性地、积极地塑造自己，发展人格，适用于任何年龄的患儿，但功能和理解力较好的宝宝效果比较好。引导员可以是家长，诱发宝宝自主的学习。引导式教育的核心是节律性意向、引导式诱发，让宝宝起到主要作用，培养宝宝的兴趣和主动参与的积极性。

家长在做任何动作时，都可以将动作分解并伴有简单易懂的引导语，有节奏地让宝宝理解，按要求去做。可以将日常生活中的一些动作编成儿歌，如洗："小脸盆呀端出来，端出来呀端出来、脚清清水呀接起来，接起来呀接起来，鞋儿袜儿脱下来，脱下来呀脱下来，小脚丫呀游起来，游起来呀游起来。"在做的过程中可以配合拍手，逐渐将节奏加快，也可以在日常生活中边做这个动作边说这个儿歌。对任何动作，家长都可以按上述模式进行，让宝宝理解动作，主动参与，从而起到游戏与训练的效果。

 7 宝宝的心理辅导方法有哪些？

虽然患儿的年龄比较小，但也可以进行心理治疗。患儿多有情绪障碍、行为异常、认知损害。针对脑瘫患儿的心理障碍，在综合治疗中要尊重患儿，认真倾听和理解、安慰、鼓励患儿；在矫治肢体功能障碍的同时，激发患儿的积极参与性，提高治疗训练效果，改善患儿心理状态。要积极与患儿交流，逐渐克服患儿的偏执、依赖心理，建立独立、自信、坚强、向上的信心，培养其自理能力，使其适应社会。

安慰患儿时要真诚，不要让其感到是敷衍；也不要言过其实，让患儿感到虚伪或有被疏远和冷落、凄凉之感。鼓励和保证要实事求是，首先要接受康复治疗尚有许多困难这一事实，但又要有与疾病做斗争的勇气。

第七章
家庭护理

　　许多脑瘫宝宝的恢复期较长，其功能康复是一项长期艰苦的工作。对宝宝的父母来说，做好日常生活的护理至关重要。宝宝的康复靠的是三分治疗七分护理，在抱宝宝和给宝宝进食、穿衣、睡眠、如厕、营养、教育等方面，家长正确、良好的护理，对宝宝的全面康复有着不可替代的重要作用。

 家长怎么正确地抱脑瘫宝宝？

　　不能独坐、站、走的宝宝，母亲常将其抱在怀里。如果抱的姿势不正确，异常姿势得以强化，阻碍了正确姿势的形成，会影响宝宝的康复效果。

　　以下介绍几种抱宝宝的正确方法和注意事项。家长每次抱宝宝的时间不宜过长，以便使宝宝有更多时间进行运动，同时减少宝宝对家长的依赖。抱宝宝时要抑制其异常姿势，使宝宝头、躯干尽量处于或接近正常的位置，双侧手臂不受压。

痉挛型下肢瘫宝宝的抱法

　　家长可一手托住宝宝臀部，一手扶住肩背部，将宝宝竖直抱在怀里，将其两腿分开，分别搁置在家长两侧髋部或一侧髋部的前后侧，从而达到牵张下肢

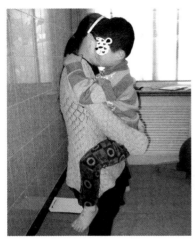

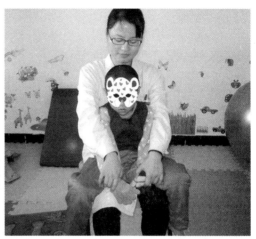

图 7.1　痉挛型宝宝抱法　　　　　　图 7.2　手足徐动型宝宝抱法

痉挛的内收肌的目的（图7.1）。

手足徐动型宝宝的抱法

应注意保持其姿势对称，头居正中位（图7.2），双上肢前伸于中线位置，双腿分开骑坐于家长腿上，要防止因头部姿势变换导致的刺激性紧张出现。

软瘫宝宝的抱法

要使宝宝头、躯干竖直。家长用双手托住宝宝臀部，使其背部依靠在家长胸前，以防日后发生脊柱后突或侧弯畸形，也有利于训练宝宝的正确躯干立直姿势（图7.3A）。由于宝宝仅头和躯干的侧面得到依靠，身体获得的支持面积小，有助于自己逐渐学会维持躯干平衡的能力（图7.3B）。

角弓反张宝宝的抱法

角弓反张（打挺）厉害的宝宝，抱起时宝宝应该呈下肢高于腰的姿势，髋

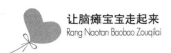
关节向腹部屈曲，呈锐角（图7.4）。

怀抱——所有宝宝适用的抱法

所有脑瘫宝宝都可以采取怀抱的抱法，但要避免其面部靠近家长胸前，防止宝宝丧失观察周围环境的机会。头控差而双手能抓握的宝宝，可令其用双手抓住家长的衣服，搭在家长的肩、颈部（图7.5）。

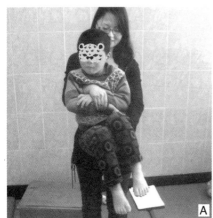
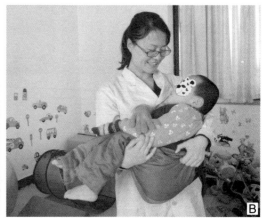

图7.3 软瘫宝宝抱法

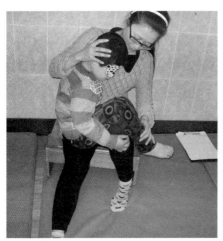
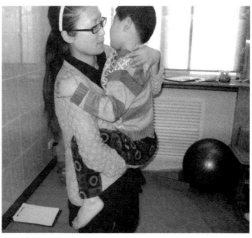

图7.4 角弓反张宝宝抱法　　　　图7.5 所有宝宝适用抱法

怎样正确地将宝宝从床上抱起？

　　将宝宝从床上抱起和放回床上的方法是否恰当，对强化或抑制异常姿势反射影响很大。错误的抱起方式导致宝宝在被抱起过程中，伸肌张力进一步增高（图7.6A）。

　　抱起伸肌张力增高的宝宝时，先将他的头和身体侧转，面部朝向家长，然后将他抱起。同样原因，将宝宝放回到床上时，也应先将宝宝转换成侧方悬空位，然后再放下（图7.6B-C）。

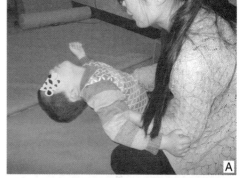

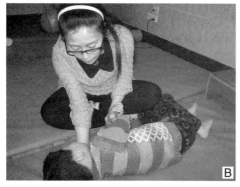

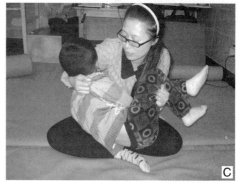

图 7.6　将宝宝从床上抱起

A. 对伸展型脑瘫宝宝的错误抱起；B-C. 正确的抱起

 宝宝采取什么姿势睡觉最好？

　　正常宝宝可以随心所欲地躺在床上，而脑瘫宝宝由于紧张性颈反射的影

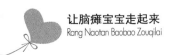

响，头很难摆在正中位，常常是倾向一面，并且头紧紧地贴在枕头上，长久地保持这种异常姿势将导致脊柱关节的变形，所以不良的睡眠姿势会影响宝宝的正常发育。

痉挛型脑瘫宝宝一般不宜长期采用仰卧姿势。由于仰卧位姿势会导致宝宝运动不对称，加重肌肉痉挛，所以痉挛型宝宝以侧卧位姿势较好。采用侧卧位姿势的宝宝可以比较容易地将双手放在身体前面，可在宝宝的前方放置一些带响声或色彩鲜艳的玩具，这样宝宝可以看到并用手玩这些玩具，使宝宝经常受到声音和颜色的刺激。

侧卧位睡姿

侧卧位姿势不仅令痉挛肌肉的张力得到改善，也有利于动作的对称（图7.7）。

俯卧位睡姿

对屈曲型痉挛的宝宝，采取俯卧位睡姿，在其胸前部放一低枕头，使其双臂向前伸出，当宝宝头能向前抬起或能转动时，可以撤去枕头，取俯卧位姿势睡（图7.8）。

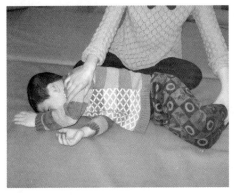

图7.7　侧卧位睡姿

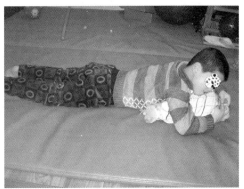

图7.8　俯卧位睡姿

手足徐动型宝宝的睡姿

手足徐动型宝宝睡眠时紧张消失，在床上活动时肌紧张与手足徐动多，通常盖被子困难，所以可以穿长袖睡衣或在毛毯上系带子固定在床上（图7.9）。

仰卧位睡姿

对于身体和四肢以伸展为主的脑瘫婴幼儿，除了上述姿势外，也可采用仰卧位，但必须将宝宝放置在特殊的悬吊床内。可以买一悬吊床，可以按图示在婴儿床上加一床单，为避免宝宝的视野狭窄，可在床上方悬挂一些玩具，来逗引宝宝，使宝宝的头部保持在正中位置，双手放到胸前，有利于上肢及手部的功能恢复（图7.10）。

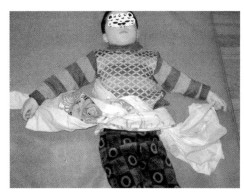 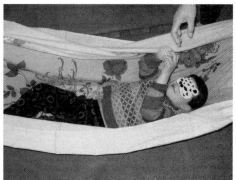

图 7.9 手足徐动型宝宝睡姿　　　　图 7.10　悬吊床睡姿

 ## 怎样正确给宝宝喂食？

对于脑瘫宝宝的家长来说，在给宝宝喂食时会遇到种种麻烦，特别是那些颜面部肌肉痉挛、口腔闭合困难、咀嚼及吞咽运动不能很好完成的宝宝，喂食时更是困难重重。所以给脑瘫宝宝喂食的姿势非常关键。

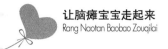

正确的喂食姿势

正确的喂食姿势是宝宝在家长的怀里处于半卧位，头部搁在家长的胳膊肘上，肩背部由家长的前臂承托，双手放在身体的前面，整个身体姿势

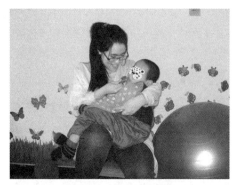

图 7.11　正确喂食姿势

相对对称，全身的肌张力相对正常，喂食也就比较容易进行。家长的脚下可以放一个小木凳，让宝宝双腿放在家长抬高的腿上，屁股低点（图 7.11）。

如果宝宝已具有一定的头部控制能力和躯干直立能力，家长可以让宝宝坐在自己的一侧腿上，宝宝的膝关节屈曲并搁在另一侧大腿上。

口腔闭合困难宝宝的喂食

对于一些口腔闭合困难的宝宝，当用勺子将食物放入其嘴内后，可用拇指与食指夹住宝宝的下巴并稍用力缓缓上抬，使宝宝的嘴闭合（图 7.12A）。也可以用拇指和食指轻按宝宝上颌，使宝宝的嘴闭合（图 7.12B）。

如果宝宝仍将食物含在嘴里不吞咽，家长可用两个手指刺激宝宝舌根以促使其产生吞咽动作。或者将勺子轻压宝宝的舌面（图 7.12C）。

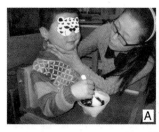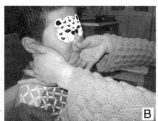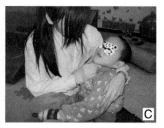

图 7.12　口腔闭合困难宝宝的喂食

A. 口腔闭合困难宝宝的喂食；B. 帮助宝宝嘴唇闭合训练；C. 促进吞咽

有强烈咬牙反射宝宝的喂食

有强烈的咬牙反射时，当勺子一放进宝宝的嘴里，他会反射性地立即用牙将勺子牢牢咬住。在这种情况下，家长千万不要采用暴力将勺子抽出，因为这样会损伤宝宝的牙齿，也会刺激宝宝咬得更牢。正确的操作手法是：语言交流让宝宝放松，轻轻揉揉面颊，耐心等待宝宝松口，然后迅速取出。当然，如果家长知道自己的宝宝有这样的反射，就应该避免使用坚硬的金属勺子，而选用塑料勺子给宝宝喂食，以保护宝宝的牙齿。

纠正流涎

经常性地用手指敲击或轻扣宝宝的上唇数次，向左右侧方轻轻牵伸唇部肌肉，帮助宝宝的闭嘴活动。

增加唇、舌的力量

在上、下唇处放上甜性食物，要宝宝伸舌舔食。也可将黏性食物放在宝宝门牙的内侧和腭后部，让其舔食。练习时先从需要咀嚼的固体食物开始，以帮助改善宝宝下颌与口部运动的发展。但应注意的是：如果宝宝不能控制住伸舌，不宜做此类训练，以免加重伸舌情况。

增加咀嚼能力

为了帮助宝宝学习咀嚼，增加咀嚼能力，可放一小块硬性食物于宝宝一侧的牙齿之间，家长上推宝宝下巴帮助其口部的闭合。为了激发撕咬动作的出现，可选择细长的厚片食物，宝宝撕咬时家长稍用力往外拉，或在牙齿上磨动食物。

控制伸舌

一般说来，推压控制宝宝下巴可有效预防伸舌，但有时并不足够。家长可用一根头部浅平、边缘圆钝的勺子对宝宝的舌头施以一定的压力，以阻止舌头

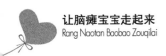
外伸，使其能更好地使用双唇与舌头。家长还可以给宝宝舌尖涂一点酸味或者苦味，抑制宝宝伸舌。

学习饮水

饮水与吃饭一样，也是一项涉及全身的活动，身体姿势非常重要。脑瘫宝宝如从普通的杯子中饮水，势必要将其头部后仰，这样的动作会引发非控制性的躯干后伸僵硬而产生呛咳，因此，在训练脑瘫宝宝饮水时，应采用带缺口的杯子（在杯子周缘剪掉一缺口，形成圆弧形缺口），可以有效地避免这一情况的发生。最初训练可选用稍稠些的液体，如酸奶、玉米粥、谷物面稀饭等，以减少由于液体流速过快，宝宝不能有效地控制吞咽动作而产生呛咳。

自我进食

自我进食除了需要口、唇、舌的控制外，还需要坐位下的头部直立，用餐具舀起或夹起食物，将食物送至口中。因此，在开始自我进食训练之前，应鼓励宝宝玩耍时，将手和玩具递送至口中（注意安全和看护）；坐位下使用双手并保持身体平衡。

 ## 怎样正确地给宝宝穿脱衣？

首先教宝宝明确身体各部位的名称，知道穿脱衣物的含义，能识别衣服的颜色、种类、用途和名称，分清衣服的上、下、左、右和里、外，激发其主动学习穿脱衣服的兴趣，然后再进行穿脱衣物训练。操作者在对宝宝进行训练时，最好将穿、脱衣服的过程分解为几步，分阶段练习，循序渐进。

衣服的脱穿

进行穿衣服的训练时，先穿上患侧或功能较差侧袖子，再穿上健侧或功能较好侧袖子，然后以健手为主将衣服套入头部，拉下衣角（图7.13A-E）。

脱套头衫或背心时，先以健侧或功能较好的手为主拉起衣角，将衣服从头上脱下，然后健侧或功能较好的一侧先脱下衣袖，患侧或功能较差的一侧后脱（图7.13F-J）。

对于前面对开的衣服，可先将其下面的纽扣扣好，根据宝宝的情况，留

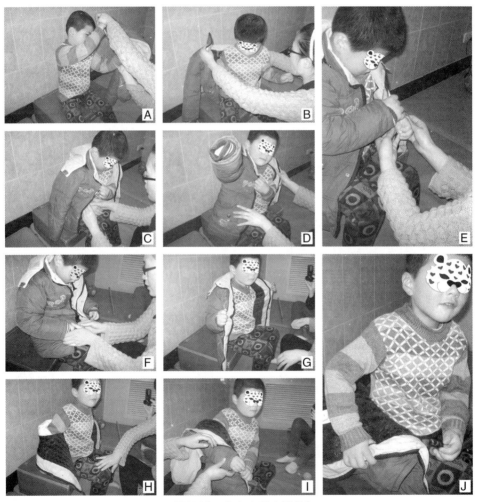

图7.13　宝宝穿脱衣训练

A-E. 穿衣训练；F-J. 脱衣训练

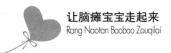
1～2个上面的纽扣不扣，然后按照套头衫的脱穿方法进行训练。

裤子的脱穿

穿裤子时，取坐位，先将患侧或功能较差的下肢套进裤筒，再穿另一侧，然后躺下，用足在床面上用力蹬，抬起臀部边向上提拉裤子到腰部并系好。脱法与穿法相反，先脱健侧的或者功能好的一侧，再脱患侧（图7.14A-H）。

对于下肢障碍较重的宝宝，也可取坐位，双腿套上裤子后，若转右侧半卧位，提拉左边的裤腿，转左侧半卧位时，提拉右边裤腿，左右交替进行。脱法与穿法相同。转右侧半卧位，脱左边的裤腿，转左侧半卧位时，脱右边裤腿。

穿脱衣裤训练注意事项

（1）训练体位的选择：通常坐位更利于宝宝进行穿、脱衣服的练习。若宝宝坐不稳，可选择侧卧位在家长腿上，或者俯卧位在家长腿上，协助其完成训练内容。

（2）衣物的选择：要选择宽松、前开式、纽扣大些的衣物，最好用直式纽扣扣眼而不用横式纽扣扣眼，也可用尼龙搭扣、半环形搭钩代替纽扣和拉链等。

（3）穿、脱衣服的顺序：通常先掌握脱衣物的能力后，再进行穿衣物的训练。健侧或功能较好的一侧肢体，先脱，后穿；患侧或功能较差的一侧肢体，先穿，后脱。

（4）培养独立更衣能力，激发和培养主动学习穿脱衣服的兴趣和能力。由全辅助到部分辅助直到宝宝自立为止。

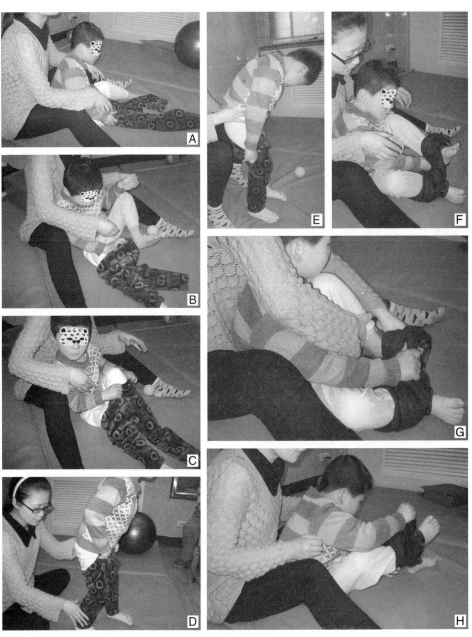

图 7.14　宝宝正确穿脱裤子训练

A-D. 穿裤子训练；E-H. 脱裤子训练

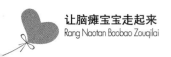

 怎样给宝宝进行如厕训练?

宝宝如厕时，家长要给予帮助，使之有安全感，并培养宝宝乐于坐便盆、定时坐便盆的习惯。如厕训练的最大困难是宝宝恐惧便盆，或不会在排便时下腹用力动作。因此便器的形状、摆法和宝宝如何坐上十分重要。如让婴儿坐在母亲膝上来消除恐惧，特别是对不能控制头和身体保持不了平衡的宝宝更要注意。

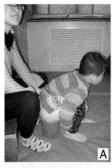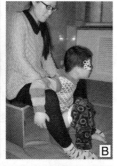

适合脑瘫宝宝的便桶形状：前面可以支持，后面可以靠住。将便器放入带有握棒的箱中，前面可设横木以利支持身体平衡。家长也可以将圆凳子倒过来，放进便盆，宝宝可以放心使用。凳子的横木为宝宝提供抓握来支持身体平衡（图7.15A-B）。

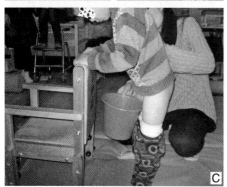

图7.15　宝宝如厕训练

使用把手，扶着东西，使男宝宝可以自己小便（图7.15C）。

 家长需要注意哪些日常姿势?

正确的姿势对运动障碍宝宝来说，相当于是一种治疗。因为宝宝一天所接受的治疗时间并不会太多，但却需要很多时间来摆放体位。若平时注意给予脑瘫宝宝正确的姿势，对其动作的发展及治疗效果会有很大帮助。运动障碍的宝宝每天都需在不同的姿势下活动一段时间，最好45～60分钟变换一次姿势。

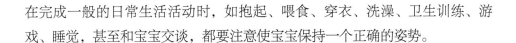

在完成一般的日常生活活动时，如抱起、喂食、穿衣、洗澡、卫生训练、游戏、睡觉，甚至和宝宝交谈，都要注意使宝宝保持一个正确的姿势。

正确的卧位姿势

病情严重和不能保持坐位的宝宝往往长时间躺在床上，有些家长为了省事，直接让宝宝躺着。如果卧位姿势不正确，会使异常姿势和肌张力增强。家长要帮助宝宝翻身，变换体位，白天应尽量减少卧床时间。侧卧适合各种类型的脑瘫宝宝。宝宝在侧卧位时，两手易伸向中线位，有利于伸展肘关节和促进上肢运动的发展。俯卧位训练宝宝头控能力，但宝宝经常往后打挺，不宜长时间采取俯卧位姿势。

正确的坐位姿势

家长可将宝宝两腿分开、背靠自己坐于两腿之间，并用小腹顶住宝宝的腰背部，使宝宝的髋部屈曲呈90°，这样可以减轻脊柱的后凸。

或将宝宝放于沙发前面坐直，背部紧贴着沙发，使宝宝的髋部保持直角；也可让宝宝坐在墙角处，利用两个墙面作为宝宝背部的支撑物；可让宝宝坐脑瘫专用椅子上保持后背伸直，髋关节屈曲呈90°，两下肢叉开，两个手可以自由活动。

为了提高宝宝训练兴趣，可在宝宝面前放一些玩具，让宝宝边训练边玩，如让宝宝玩识别红、绿圆棍的游戏。

正确的跪位姿势

宝宝若能正确站立、正确行走，就必须具备良好的髋部伸展和髋部控制能力，必须要让宝宝学会正确的跪姿。

直跪：宝宝双膝靠拢，大腿与小腿成直角，髋关节充分伸展，躯干与大腿呈一直线。开始的时候，如宝宝不会自己主动伸展髋部，需要家长用手扶持。经过一段时间后，可以逐渐撤去家长的扶持，此时可以让宝宝自己跪在桌前

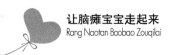
（椅前）玩耍。直跪的家庭训练方法很多，家长可以根据家里的设施，因地制宜，创造一些方法。

如家长坐在沙发上，宝宝直跪于家长的双腿之间。家长用一条腿给宝宝上肢及胸部以支持，另一条腿可控制宝宝的髋部，如宝宝不能主动伸展髋部，可用此腿顶住髋部让其伸展。如果宝宝已能自我控制髋部伸展，家长就不必用腿去顶。总之，给宝宝的支持越少越好，直至宝宝不要任何支持，独立地直跪。

在训练中，家长还要让宝宝在能独立完成直跪的情况下训练单腿跪且两条腿均能完成单腿跪，这一点很重要。

正确的站立姿势

正确的站立姿势是正常行走的基础。如宝宝髋关节较紧张、屈曲较严重，家长可在训练前用双手手掌压在宝宝的臀部做 2 ～ 3 分钟按摩，使髋关节放松后再操作。

在训练正确站立时，可使用一些简易的站立辅助器，如站立架，可以固定宝宝的髋部、膝部及踝部，起到控制这些关节的作用，用以维持和训练正确的站立姿势。这对于那些髋部、膝部不能很好地主动伸展和足跟不能完全着地的宝宝有重要的作用。

在宝宝的髋部、膝部均能充分的伸展，全脚掌能平放地面的基础上，家长可以让宝宝靠墙站立或者扶持站立。家长应该注意逐步撤除多余的支持，使宝宝最终能独立地、稳定地站立。

宝宝能够直立站立后，家长还要训练宝宝做跨步站立。所谓跨步站立，就是让宝宝站立时双脚一前一后，但左右脚步不宜分得太宽，前脚踩在台阶上，后脚踩在平地上。训练时，家长必须注意保护宝宝。

日常姿势护理注意事项

对于四肢痉挛较重、常有后仰出现的宝宝应避免平躺，可使用斜板让他趴着。晚上睡觉，也可让宝宝慢慢习惯趴着睡，母亲需偶尔起来帮宝宝翻身（可改侧卧姿势，但要注意身体不出现反弓）。

若宝宝平时像螃蟹一样横着爬；双下肢不动，仅依靠双上肢挪动躯干爬；像兔子一样跳走；踮脚尖走路；"W"形跪坐；剪刀步态等，家长就要注意，不能让宝宝随意地爬、坐、行走，一定要及时纠正。尽量不要让其使用不正确的步态走太久。因为学走路时，一开始时步态越正确越好，所以不必急着走。另外，有的宝宝已经可以不用辅助器自行走路，但走路的步态有很明显髋内收的现象。对于这类小患儿若是平常可以不走路，就不要常走路。若是可行，尽量以脚踏车代替步行。同样可使用一些辅助器，如步行器、三轮车等。

 ## 8 怎样为脑瘫宝宝选择玩具？

玩具是脑瘫患儿生活中的重要组成部分，也是功能训练的重要工具，同时可协助家长评估脑瘫患儿康复训练的进展情况。脑瘫患儿在家长有目的的指导下玩玩具，是把康复训练融入到玩耍中，在玩玩具的过程达到康复训练的目的。为脑瘫患儿选择玩具要注意以下几点：

（1）选择有利于手眼协调的玩具：如串珠串、螺丝组合、橡皮泥、各种图形的镶嵌板、描线板、工具模型组合等，可加强患儿手部的操作，提高拇指与食指的对捏能力。

（2）选择安全系数较高的玩具：脑瘫儿对外界刺激的反应不灵敏，缺乏危险感，所以，一定要选择安全无毒的玩具，不能碰伤、挫伤、刺伤患儿，同时应不易弄脏，又便于清洗。

（3）选择有利于运动功能提高的玩具：包括可以放松肌肉、提高肌力、提高动作协调性。如球类（花生球、羊角球、矫治球、按摩球）、滚筒、滑板、各式秋千、爬行器等。

喜欢玩玩具是每个孩子的天性。作为家长要选择适合孩子的玩具，脑瘫患儿的家长更是如此。脑瘫儿童的玩具，不仅影响着孩子的心情，也在潜移默化中帮助其进行康复训练，所以玩具的挑选尤显重要。

第八章
入学及培养

 到了入学年龄，宝宝怎么办？

伴随着医学的发展、社会的进步以及对脑瘫宝宝关注的增加，脑瘫宝宝不仅仅需要解决衣食问题，康复训练、学习教育也是近些年的热点问题，不少家长都积极地陪着宝宝做训练，并取得不错的效果。生活可以自理的宝宝越来越多，希望宝宝接受教育的家长也越来越多。

脑瘫宝宝到了入学年龄，如果听理解与语言表达能力不错，对一般事物的理解力与正常宝宝差不多，肢体功能不错，可以独立行走，并且上肢功能不错，基本日常生活功能如穿衣、吃饭、上厕所可以正常进行，那么就可以选择正常的入学方式，让宝宝与正常孩子一起读书、生活，得到和普通孩子一样的受教育机会。家长可以在开始的时候陪读，慢慢让宝宝自己适应环境，完全自己独立学习。

如果宝宝肢体功能很好，完全不依赖他人，但是语言认知能力较差，或者言语认知能力与肢体功能都较差，就需要就读于一些为残障儿童设立的学校或者社会福利机构提供的特殊教育学校，让宝宝学会日常沟通表达的能力。同时，家庭教育也是不可或缺的。

如果宝宝的肢体功能比较差，不能正常坐位，不能书写，但是智力很高，或者宝宝的上肢功能不错，语言认知水平不错，但是不会独立行走，家长很希望就读正常学校，可以和学校沟通，配制特殊的桌椅，家长陪读。经济条件许可的家庭，可选择私立学校入学。

如果宝宝入学后产生挫败感，或者完全适应不了学校的生活，可以适当放低要求，延缓入学的时间，康复取得一定进展之后再进行学习教育。

不管是选择正常的学校、特殊教育机构还是私立机构，都需要一个适应的过程，需要和老师进行沟通。宝宝的发展，需要全社会的帮助，这样才能有利于其正常心理和生理发育。

让脑瘫宝宝接受教育是非常必要的，许多宝宝的人生会因此而改变，甚至长大后成家、立业。所以，家长不能忽视宝宝的教育问题。现在社会上已经慢慢增加了专门为脑瘫宝宝设立的学校，学习与训练结合，让许多脑瘫宝宝享受学习的权利，相信未来这种发展趋势会更加明显。

当然在宝宝接受教育的同时，家长要经常和学校沟通，抽出一定的时间去康复机构训练，或者选择休息的时间在家里进行康复锻炼，康复训练要伴随终身。

 ## 2 怎么让脑瘫宝宝拥有一个良好的心理状态？

脑瘫宝宝由于肢体运动功能受限、不能享有他人的待遇甚或受到社会的歧视，常会出现心理问题，表现为孤独感、自卑感、过度依赖、情绪障碍等。培养脑瘫宝宝良好的心理状态有利于宝宝心理正常发展，对康复训练长期、有效地进行具有促进作用。

家长不要因为宝宝患有脑瘫疾病，怕受委屈，对其生活照顾得无微不至，而忽视了对宝宝的教育与训练。应鼓励宝宝多做运动，多进行语言交流和人际交流，培养独立生活能力，使宝宝能逐步融入社会生活中，有利于培养其良好的心理状态，使心理正常发展。

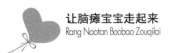
对于有自卑感的宝宝，要爱护、体贴、关怀，不断地鼓励，不能歧视或抱有偏见。应将脑瘫宝宝视为正常儿童，尊重他们的独立人格，不强求他们做不到的事情。对于脑瘫宝宝的进步应多给予赞扬或鼓励，表扬优点，探讨可能的发展方向，教育宝宝勇于面对困难，向残疾挑战。

对于过度依赖的宝宝，父母不应再过分溺爱，百依百顺不会培养出良好的心理状态，反而可能加重宝宝的依赖性，应加强教育与管理，帮助宝宝树立生活的信心。

对宝宝的不良行为，要仔细观察，分析原因。如果夸奖了不良行为，他就会重复做这种事。但也不要惩罚他，要予以漠视，可使异常行为逐渐消失。老师或父母的指责、批评、说教有时会使这类行为强化。随着时间推移，不良行为会逐渐减少，加之教育与其他行为矫正措施，即可消除不良行为。

 怎样对脑瘫宝宝进行培养？

根据宝宝的性格、生活习惯以及爱好，比如对某些事物的执着，对某个动作、某些场合的爱好，可以简单地分析出宝宝的发展方向，比如宝宝喜欢音乐、体育、读书或画画等，就可以在相关方面多进行培养和发展。目前社会上，有不少脑瘫患者，因为家长的执着、坚强以及自己的努力，不仅生活独立，还取得了优秀的成绩。或许宝宝在某些方面比较差，但是他肯定有自己喜爱的、擅长的一方面，需要家长耐心、细心地去发现，去发掘。

许多成功的例子告诉我们，不抛弃，不放弃，坚强地走下去，一定会改变孩子的命运，改变残酷的现实。

附　录

正常宝宝发育规律简介

 正常宝宝的姿势及运动发育规律

发育规律	表　现
头尾规律	宝宝动作发育的方向是从头至脚，即顺着抬头→翻身→坐→爬→站→走这一趋势逐渐成熟，最早是头部的动作，先会抬头，再会转头，以后开始翻身，6个月左右会坐，再后是手臂和手的运动，最后才是站立和行走、腿和脚的控制
由近及远	动作发育的先后是以躯干为中心，越接近中心部位（身体中轴）的动作发育越早，而离中心较远部位的动作发育相对较晚。以上肢为例，先是肩部和上臂动作的发育，接着是肘、腕部，最后手指动作的控制能力才逐渐成熟完善起来
先大肌肉动作，后小肌肉动作	粗大动作的发育先于精细动作的发育，如先是抬头、翻身、起坐等躯体大动作，手指的抓、捏等精细动作后继之
先整体动作，后分化动作	宝宝最初的动作是全身性的、泛化的，而后逐渐发育成局部的准确的动作。如对于1~2个月的宝宝，若用手帕将其脸盖住，则宝宝表现为全身的乱动；到了5个月的时候，宝宝可表现为双手向脸部乱抓，但不一定能拉下手帕；而到了8个月时，即能迅速而准确地拉掉手帕
先正面动作，后反面动作	先能俯卧时抬头，而后才能仰卧时屈颈；先学会向前行走，再学会倒着走路；先能抓取物体，以后才是有意识地松手放开物体

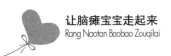

 ## 2 正常宝宝的神经反射

反　　射	表　　现	消失时间
食　　物	包括觅食反射、吮吸反射和吞咽反射。对出生仅半个小时且醒着的新生儿，当用手指或乳头抚弄其面颊时，会转头、张嘴，并有吮吸、吞咽动作，如吃奶一样	出生后 9 个月
定　　向	会把眼睛转向光源；强的响声还可使其停止吮吸动作	不消失
抓　　握	触摸出生两三天的新生儿的手掌时，其会握紧拳头	出生后 4 个月
巴步金	新生儿躺着时，按住其手掌，头就会转来转去，嘴巴张开，就像打呵欠一样	出生后 6 个月
巴宾斯基	用手指轻划婴儿脚底外侧，由脚跟至脚尖，脚趾会像扇形样地张开	出生后 6 ~ 9 个月
防　　御	婴儿出生后头几天就能对温度或疼痛刺激产生泛化性反应，也就是说刺激其某一部位，会引起全身性的反应，如呕吐、喷嚏、眨眼、打哈欠、瞳孔反射等	不消失
惊　　跳	当新生儿受到突然的刺激如响声等，就会伸开双臂及双腿、手指张开、背部伸展或弯曲，以及头朝后仰又迅速收回。这是一种全身动作，在新生儿躺着时看得最清楚	出生后 4 个月
游　　泳	将新生儿托起面部朝下，其四肢就会做游泳动作。6 个月前将新生儿仰卧在水里，其会表现出不经意的游泳动作	8 ~ 9 个月后才表现为较随意游泳动作
行　　走	托着新生儿的腋下让其光脚板接触平面，其会做迈步动作，看上去非常像动作协调的行走	出生 8 周后
蜷　　缩	当新生儿缩起脚背碰桌面边缘时，会做出与小猫动作相似的蜷缩动作	出生 8 周后

以上这些反射，有些是由于大脑皮质的成熟而受到抑制，在一定的时间内消失；有些则具有明显的自我保护作用，不会消失。凡有上述反射者，一般说明其神经系统发育正常，否则就有可能是神经系统不正常的表现。特别是某些婴儿如缺乏多种神经反射，其神经系统发育不良的可能性则较高，需要提高警惕，及时诊治。

 3 **正常宝宝的粗大运动及各种姿势的发育**

仰卧位姿势、运动的发育

新生儿	头向一侧或呈正中位，四肢呈屈曲或半屈曲状态，手握拳，左右对称，或呈非对称姿势，表现为一侧伸展，一侧屈曲。这时宝宝以屈曲的姿势为主
2个月	头可向一侧或左右回旋，常呈非对称性紧张性颈反射的姿势，即表现为颜面侧上下肢伸展，后头侧上下肢屈曲肢位，宝宝开始由屈曲的姿势向伸展的姿势发展
3个月	头多呈正中位，可以随意转动。上下肢可出现交替性伸展或呈对称性屈曲的姿势。非对称性姿势逐渐消失
4个月	头举正中，躯干稳定，四肢多呈对称性的屈曲状态。此时宝宝可伸出双手主动去抓视野中的物品，常啃手指或自己的衣服，或把手中的玩具放入口中
5个月	头部完全正中位，四肢呈对称性屈曲，手指的随意动作明显，眼睛开始注视手部的活动。宝宝可主动抓自己的脚主动送到口中，呈现手、口、眼协调的动作
6个月	四肢呈自由伸展状态，随意动作增多，能主动抬起自己的腿，并且可以自由地进行左右翻身
7个月	头部自由活动，四肢自由伸展，可以灵活地从仰卧位翻成俯卧位。这个时期的宝宝主要以伸展的姿势为主

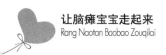
俯卧位姿势、运动的发育

新生儿	为了避免窒息会将头转向一侧，下颌抵床，不能抬头或时有瞬间抬头，全身呈屈曲状态，下肢屈曲于腹部，呈现臀高头低位，身体的支点后移于颈部及上胸部。出现向前伸手试图抓取手不能及的物体，并能交替蹬腿，这是匍匐动作的开始
3个月	宝宝可用肘支撑，头部抬高约呈45°，下肢伸展。此时宝宝呈头高臀低位，支点向后移于胸腰部
4个月	宝宝可用肘部支撑，头部上抬45°～90°，而且十分稳定，下肢伸展，头高于臀部，支点在腰部
5个月	宝宝能伸展肘关节，用双手支撑体重，使上部躯干大部分离床，可抬头90°，下肢自由伸展，支点在腰骶部
6个月	前臂可以伸直、手指伸展，用手支撑体重，抬头90°以上，胸及上腹部可以离床，四肢自由伸展，支点在骶尾部，此时宝宝可自俯卧位翻成仰卧位
7个月	可用双手或一只手支撑体重，能将重心从一只手转移到另一只手，从而腾出一只手去取玩具，也可以支撑向后成坐位
8个月	可以进行尝试爬行运动，用双手支撑或用肘部支撑上部躯干，使胸部离床，腹部尚不能离床，可在原地转动，也可进行下肢的交替运动，称为腹爬运动
9个月	已能进行爬行运动，用手或肘支撑，腹部离开床面，可以灵活地向前爬行，或后退着移动。有的宝宝先会向后退，然后才能向前爬行
10个月	可以灵活地运用手、膝盖支撑进行四爬运动，且在爬行运动中具有较好的平衡功能
11～12个月	可用手脚支撑进行高爬活动

坐位姿势发育

新生儿	由于屈肌占优势，脊柱不能充分伸展，当扶至坐位时，脊柱向前弯曲。头部完全下垂、不稳定，呈现全前倾坐位
2个月	脊柱比新生儿有所伸展，但仍向前屈曲，扶坐时脊柱弯曲呈半圆形，呈半前倾坐位。头部只能间歇地勉强仰头
3个月	脊柱仍向前弯曲，腰呈弧形，呈半前倾坐位姿势。此时头部可以竖直，但不能持久，常出现后垂现象
4个月	脊柱较前明显伸展，扶持可坐，这时背部仅在腰部出现弯曲，为扶腰坐的早期阶段。头部不再后垂，但不太稳定，当摇晃身体时，头随之摇摆不定
5个月	脊柱继续伸展，两手扶持可坐，为扶腰坐阶段。头部十分稳定，不再摇摆不定
6个月	拉其手能从仰卧位坐起，能自己用手撑着坐。背部略弯曲，呈拱背坐位
7个月	可以独坐，脊柱伸展于床面呈直角，是坐位的稳定阶段，称为直腰坐阶段
8个月	脊柱伸展，坐位挺直，可以左右回旋身体，并能改变姿势，可以由坐位变成其他体位，为扭腰坐位阶段

立位姿势发育

新生儿	新生儿由于受阳性支持反射的影响，足底一着床，其颈部、躯干及下肢就出现伸展的动作，使身体呈直立状态，但不能支持体重，这是人类站立的最初阶段
2个月	阳性支持反射逐渐消失，下肢出现半伸展、半屈曲的状态，当宝宝被扶至立位时，由于髋、膝关节弯曲而不能支持体重
3个月	膝与腰部屈曲，可短暂支持体重

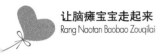

续表

4个月	由于伸肌的发育，宝宝下肢伸展能力加强，可以伸展支持体重，多呈尖足支持状态
5～6个月	当使宝宝站立时，两下肢可以支持体重，出现跳跃动作，此阶段称为跳跃阶段
7～8个月	检查者扶持宝宝腋下时，多数宝宝可以站立，此阶段为扶站阶段
9个月	可抓物或抓住检查者的手自行站起，站立时脊柱充分伸展，此阶段为抓站阶段
10个月	由于平衡功能的逐渐完善，宝宝可独自站立，开始时间较短，以后逐渐延长，此阶段为独站阶段
11个月	可以扶栏独脚站立，可以拉着检查者的手迈步向前走，此阶段称为拉手走阶段
12个月	可以独立行走，称为独走阶段。步行早的宝宝9个月可会走，最晚不超过18个月，其中存在个体差异

步行运动的发育

1岁	宝宝能独走，但两下肢分开，基地很宽，每一步的距离、大小、方向也不一致；肩部外展，肘屈曲，双上肢常常水平上举
1岁3个月	能爬楼梯，跪得很稳，可以自己站起来；绕物体时还不灵活，行走时不能突然止步
1岁半	可以自己扶着扶手上楼梯，但每个台阶需要先后两只脚去踏。能模仿向后退，能拾起地上的东西而不跌倒
2岁	步态较稳，但仍需眼的协调，能用一只脚去踢球而不失去平衡。可向侧方后方步行，步行时可跨越障碍物
2岁半到3岁	能单脚站立数秒钟，会用脚尖走，上楼梯可以一步一个台阶；下楼梯时两步一个台阶；下到最后一个台阶时可以并足跳下来；能骑三轮车

4 正常宝宝跑和跳的运动发育

跳的动作是以两脚交替走下台阶开始。

1 岁半	可以自己扶着扶手走下楼梯，也能用一脚跨过低障碍物
2 岁	有时能并足跃下一阶台阶，也能并足向前跳一步或原地跳跃；此时宝宝可以跑，但不能迅速起步及停止
3 岁	能用一只脚跳过低的障碍物，或用独脚向前连续跳 1 ~ 3 步
4 岁	可以单脚站立较长时间，能跳绳，可以做转跳的动作
5 岁	可连续跳 8 ~ 10 步
6 岁	能较好地蹦跳及奔跑

5 正常宝宝的精细动作发育

新生儿	手常常紧握，拇指握在四指之中，可引出握持反射。抱坐时可挥臂试碰视力所及的物体
2 ~ 3 个月	手指呈半张开状态，能握住放在手中的物体达数秒钟。能看眼前或手中的物体，可玩弄自己的双手，3 个月末时可用尺侧抓握物体
4 ~ 5 个月	两手能凑到一起玩，手指张开，能缓慢地将手伸向物体，能主动握物，但动作不协调、不准确，手常常伸过了物体，握物品时呈全手掌握
6 ~ 7 个月	见物可伸手去拿，能握奶瓶，玩自己的脚，玩积木时可将一只手倒换到另一只手中。抓物品的方法是桡侧手掌握
8 ~ 9 个月	随意动作十分明显，手指灵活，可以出现捏敲等探索性活动，抓物品的方法是桡侧手指握
10 个月	手指十分灵活，抓物品的方法是用拇指和其他指的指腹对指取物，呈一种夹起方式

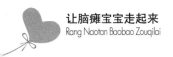
续表

11 ~ 12 个月	抓物品时是用拇指和食指的指尖捏起,可捏起米粒大小的东西,呈现十分精细的对指动作
12 ~ 15 个月	可用匙取食,不再把东西放在口中;能把东西往上扔,能几页几页地翻书
18 个月	可搭 3 ~ 4 块立方积木
2 岁	能用杯子饮水,能脱去解开的外衣,能搭 5 ~ 6 块立方木块,会转动门把,会一页一页地翻书
3 岁	会披衣,解纽扣,能用 3 块立方积木"搭桥",看完检查者画十字的过程后可模仿画十字
4 岁	基本会自己穿衣,可以按已画好的十字图形画十字
5 岁	可以按已画好的图形画三角形
6 岁	可以按已画好的图形画菱形,会搭"台阶"

 # 6 正常宝宝的语言及知觉发育

正常宝宝的语言发育

2 个月	哭声分化,有答应性微笑,能发"咿""呀""呜"等单个元音
3 个月	自发"咕咕"声
4 个月	应答性发声
5 个月	发"ah-ge""ah-goo""啊"音
6 ~ 7 个月	唇辅音加 a 或双元音,如 ma, ba, ai
8 个月	能发"mama""baba"音,并能区分问句与叙述句的语调

续表

9 个月	讲 1 个单词，反复以声音表示要东西
10 个月	有目的地说"爸爸""妈妈"，学会成人的发音
11 个月	理解一些词句，说"不"，喜欢有节奏的音乐
12 个月	叫"妈妈""爸爸"，会说一个字的音，如"拿""好""坏"等。能听懂伴有手势的吩咐，挥手再见
15 个月	用手势表达需要，开始说没有语法、别人听不懂的话，懂小狗在哪里，词汇中包含几个字，包括名字，说含糊的隐语
18 个月	能指出眼、鼻、口、头、发、手、脚等。最少能指出碗、匙中的一件，说出东西的名称，会指出方向，会 50 个词
19 个月	婴儿平均每个月掌握 1 ~ 3 个新词，这样约到 15 个月，就掌握 10 个左右的新词
20 个月	随后婴儿掌握新词的速度明显加快，能完成 2 步独立的指令，如把积木捡起来放到玩具桌上
21 个月	说出碗、鞋、袜三件中的一件
2 岁	说"我的""我"，会说有主语及谓语的字句（电报式），说 3 个字句子。至少说出碗、鞋、袜、帽、剪刀、车六件中的三件。可说自己名字及动词，唱单调的歌，执行命令
2 岁半	懂"大"和"小"的含义，说出自己的姓名及 300 个词汇
3 岁	懂得"里面""上边""旁边"等介词意义，复读三位数。900 个词汇
4 岁	指出三种颜色，说出年龄。能用较多的代词、形容词、副词。会唱歌、能简单的叙述不久前发生的事，说话 100% 能听懂
5 岁	会用一切词类，说出生日，咬音 90% 正确。会从 1 ~ 10 清点实物
6 岁	说话流利，句法正确

　　幼儿如在 2 岁时仍未说单字，或在 3 岁仍未能说简单的短句，便可能显示他们有语言障碍。

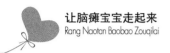
正常宝宝的认知能力发育

1 个月	将脸谱、图片等置宝宝正面 20 厘米处，能注视 7 秒钟以上；用咯咯声在距宝宝头部 10 厘米处摇动，会转头寻找声源
2 个月	头躺正，仰卧位手拿红色塑料或毛线球在眼前 30 厘米左右处晃动，可追视并转头
3 个月	宝宝看到母亲时，动作表情表现偏爱
4 个月	家里出现生人或到新环境，宝宝表现注视不笑或拒绝被抱
5 个月	大人将带响的玩具在宝宝眼前落地，发出声音，宝宝会伸头转身寻找
6 个月	宝宝正在聚精会神地玩心爱的玩具时，突然拿走，宝宝反抗
7 个月	当着宝宝面将玩具藏在枕头下能找到玩具
8 个月	鼓励宝宝用手指出五官，如：眼、耳、口、鼻，认识 1 个以上
9 个月	让宝宝听名称指出相应物品或自己身体的部位，会指 2 种以上
10 个月	听物名让宝宝拿出相应的图卡，能拿或用手指
11 个月	将玩具放在床下伸手够不到的地方，给宝宝一个棍子，知道用棍子够
12 个月	指出身体其他部位，如手、脚、腿、肚子等，让宝宝回答会认 2 ~ 3 处；问宝宝"你几岁了"，要求竖起食指回答，会竖起食指表示 1 岁
14 个月	宝宝从多种颜色的积木中能挑出红色
15 个月	在有圆形、方形、三角形的形板中，能挑出图形和放入
16 个月	带宝宝上街，回来时让宝宝做向导能认识自己家
18 个月	将大人与宝宝的物品放在一起，让宝宝挑出自己的，能找出 3 件以上自己的物品
20 个月	家长将实物放在桌上，让宝宝从旁边的图卡中找出相应的图卡和实物放在一起配成 3 对
22 个月	大人将日常用品拿出几种放在桌上，如肥皂、碗、水杯等，问宝宝"这是做什么用的？"，能答 4 种以上
2 岁	大人摆出不同职业的人像，让宝宝辨认能说出 3 种。大人经常向宝宝解释自然现象，问宝宝现在是白天还是晚上？晴天还是雨天？启发宝宝回答能说对 5 种
2 岁 3 个月	结合家庭成员提问宝宝，如"妈妈是女的你也是女的"，然后问宝宝"你是男孩、女孩"，能回答"我是女孩"；结合日常生活提问"大小""多少""高矮""长短"等词义相反的名词。会分 4 组以上
2 岁半	宝宝能按指令拿出 5 种以上不同颜色的物品，并能按指令准确挑出 4 种以上不同的几何图形

正常宝宝的感知觉发育

（1）视觉（视感知）

新生儿	15 ~ 20厘米范围内视觉最清晰	5 ~ 6个月	可以注视远距离物体
2个月	可协调地注视物体	1 ~ 1.5岁	半注视3米以外小玩具
3个月	头眼协调好	1.5 ~ 2岁	两眼协调好
4 ~ 5个月	开始认母亲，见到奶瓶表示喜悦		

（2）听觉（听感知）

新生儿	听力已相当良好
3个月	出现定向反应
6个月	可区别父母的声音
8个月	开始区别语言的意义、听懂自己的名字
1 ~ 2岁	能听懂简单的吩咐
3岁	更为精细地区别不同声音
4岁	听觉发育完善。听觉的发育对宝宝语言的发展有重要意义

（3）嗅觉和味觉

新生儿	嗅觉和味觉出生时已经发育成熟
3 ~ 4个月	能区别好闻和难闻的气味
4 ~ 5个月	对食物味道的微小改变很敏感，故应适时添加各类辅食

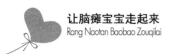

（4）皮肤感觉

皮肤感觉可分为触觉、痛觉、温度觉和深感觉。

新生儿	触觉已很敏感，痛觉较迟钝，温度觉也很灵敏，尤其对冷的反应。触觉是引起宝宝某些反射的基础
2～3个月	宝宝能通过皮肤觉与手眼协调一致的活动来区分物体的大小、软硬和冷热等
5岁	能分辨体积相同重量不同的物体

（5）知觉

知觉是人对事物的综合反映，与上述各感觉能力的发育密切相关。

1岁末	开始有空间和时间知觉	4～5岁	开始有时间概念
3岁	能辨上下	5岁	能辨自身的左右
4岁	可辨前后		

参考文献

［1］陈秀洁，等. 小儿脑性瘫痪的神经发育学治疗法. 郑州：河南科学技术出版社，2004.

［2］杨海华. 小儿发育脑瘫康复训练手册图解. 黑龙江：黑龙江出版社，2006.

［3］李树春，等. 儿童康复医学. 北京：人民卫生出版社，2006.

［4］卢庆春. 脑性瘫痪的现代诊断与治疗. 北京：华夏出版社，2001.

［5］柚木馥，白崎研司. 发育障碍儿童诊断与训练指导. 王宁译. 北京：华夏出版社，2008.

［6］鲍秀兰，等. 0～3岁儿童最佳的人生开端. 北京：中国发展出版社，2006.

［7］唐久来，等. 小儿脑病引导式教育疗法. 北京：人民出版社，2007.

［8］刘振寰等. 儿童运动发育迟缓康复训练图谱. 第1版. 北京：北京大学医学出版社，2007.

［9］戴淑凤，等. 让脑瘫儿童拥有幸福人生. 北京：中国妇女出版社，2009.

［10］周雪娟. 小儿脑瘫和脑发育落后的康复. 上海：上海科学技术出版社，2013.

［11］闫桂芳，等. 小儿脑瘫康复图册. 河北：河北科学技术出版社，2008.

［12］陈旭红. 图解脑瘫康复技术与管理. 北京：华夏出版社，2007.

［13］林庆，李松. 小儿脑性瘫痪. 北京：北京大学出版社，2000.

［14］岳彬，等. 小儿脑瘫/常见病临床诊疗丛书. 北京：化学工业出版社，2013.

［15］蒋建荣. 特殊教育的辅具与康复. 北京：北京大学出版社，2011.

［16］张淑芬. 小儿脑瘫康复800问. 北京：人民军医出版社，2010.

［17］务学正. 脑瘫儿的疗育——残障儿童康复丛书. 河南：郑州大学出版社，2004.

［18］方立珍，等. 小儿脑瘫家庭康复训练. 长沙：湖南科技出版社，2004.

［19］戴玲. 小儿脑性瘫痪的作业疗法. 现代康复，2001.

［20］杨红. 脑瘫儿的超早筛查技术. 上海：上海科学普及出版社，2010.

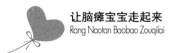
［21］胡世红. 特殊儿童的音乐治疗. 北京：北京大学出版社，2011.

［22］卓大宏. 中国康复医学. 北京：华夏出版社，2003.

［23］李永库. 脑性瘫痪病学. 北京：中国医药科技出版社，2011.

［24］米勒. 脑瘫物理治疗. 华胜主译. 北京：人民卫生出版社，2011.

［25］徐明成. 图解小儿脑瘫按摩与训练. 北京：人民卫生出版社，2009.

［26］马善军. 脑性瘫痪现代治疗与康复. 天津：天津科技翻译出版公司，2010.

［27］Nancie R. Finnie. 脑瘫儿童家庭康复管理. 杨红，王素娟主译. 上海：上海科学技术出版社，2008.

［28］李晓捷. 实用小儿脑性瘫痪康复治疗技术. 北京：人民卫生出版社，2009.

［29］王萍，等. 家庭中的感觉统合训练. 北京：清华大学出版社，2011.

［30］刘春玲，等. 智力障碍儿童发展与教育. 北京：北京大学出版社，2011.

［31］李芳，等. 特殊儿童应用行为分析. 北京：北京大学出版社，2011.

［32］杨霞，等. 儿童感觉统合实用手册. 上海：上海第二军医大学出版社，2007.

［33］王和平. 特殊儿童的感觉统合训练. 北京：北京大学出版社，2011.